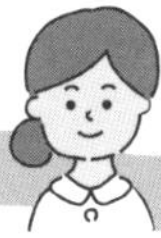

血液内科ナースのはじめかた

抗がん剤・レジメン

解説編

著 渡邉純一
TMG あさか医療センター血液内科

Kinpodo

緒言

TMG あさか医療センターの渡邉です。

先日、看護師を対象に『血液内科ナースのはじめかた　配属されたときに一番最初に読む本』という本を執筆させていただきました。今回はそれに続く本として「抗がん剤」を中心に血液内科で使用される薬剤や治療法に関して「わかりやすく理解できる本」「実践的な本」を書いてほしいという依頼をいただきました。

私の臨床医としての基本的な考えですが、医師は患者や家族と相談しながら「方針」を決める役割ですが、治療を実施していく際に最も近くで患者に接するのは看護師であると考えております。そのため、看護師がしっかりしていると患者の症状・副作用を早く察知することができ、患者の治療がうまくいくと考えています。

また、「医師の働き方改革」が 2024 年から始まります。医師が全てを把握することはもともとできませんが、さらに「タスクシフト」が必要となります。その際に最も重要なポジションにいるのは「看護師」です。医師が患者に接する時間よりも多くの時間を看護師が患者に接しており、変化に最初に気がつくのも通常は看護師です。

ただ、その変化が重要な変化かどうかの判断が難しいと言うのが、実際のところだと思います。

この本では「抗がん剤治療」を中心に看護師が確認するポイントを示していければと考えています。

まず、最初に総論として記載した「抗がん剤治療前評価」「副作用と各種症状、その対策」に関して何回か目を通していただければと思います。それで何をするべきか、どのような症状に気をつけるべきかを確認したら、担当する患者さんの行う治療ごとに「レジメン」と「その注意点」を確認してください。それを患者さんごとに繰り返し行えば、血液内科の看護師として十分な力がつくのではないかと思います。

この本が多くの血液内科に配属された看護師と病棟に入院中・外来治療中の患者さんの大きな助けになることを祈念しております。

TMG あさか医療センター血液内科
渡邉純一

目次 contents

PART II 抗がん剤治療の治療計画 59

I

抗がん剤治療の基礎知識

CHAPTER 1

抗がん剤治療前評価

評価のポイント

1. 全ての患者で PS（Performance Status）を確認する
2. 適切な臓器能の有無と、臓器能が低い場合、その対処がされているか
3. 70 歳以上の患者では高齢者機能評価を行う

1 全ての患者で PS（Performance Status）を確認する

抗がん剤治療は基本的に患者にダメージを与える薬です。PS がある程度確保されている患者で、体が抗がん剤治療に耐えられると判断して治療を開始するのが基本となります。

血液疾患においては「抗がん剤治療」は完治、寛解を目指す積極的な治療のため、**「血液疾患」によって PS が低下している場合は各種対応を行いながら抗がん剤治療を実施**します。PS が悪い患者であっても抗がん剤治療を行うことは血液内科の特徴と言えます。

しかし、PS が悪い患者では早期死亡が増加することは様々な研究で示されています。PS が悪い患者というのは看護師もより注意して患者の観察・ケアを行う必要があります。

表 1-1　PS（Performance Status）

PS スコア	患者の状態
0	無症状で社会的活動ができ、**発病前と同じ日常生活**を行うことができる
1	軽度の症状があり、肉体的に激しい活動は制限を受ける。しかし、**歩行は可能で、軽作業や座業は可能**
2	**歩行や身の回りのことは可能**。概ね身の回りのことは自分でできる。日中の 50％以上はベッド外で過ごしている
3	身の回りのことは限られた範囲では実施できるが、**介助が必要なことが多い。50％以上ベッド上**で過ごす
4	**身の回りのこともできずに介助が必要。ほとんどベッド上**

（日本臨床腫瘍研究グループ（JCOG）の翻訳より引用改変）

血液疾患以外の患者では PS 3 ～ 4 は抗がん剤治療の対象外とされますが、血液疾患や胚細胞腫瘍などの抗がん剤感受性の高いがんでは治療対象になります。

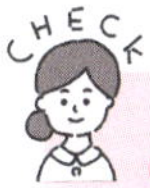

● 患者の PS は非常に重要

通常は自分のことができない患者では抗がん剤治療は行われないが、血液疾患患者では治療を行うことが多い。その分、治療関連死亡のリスクが高くなるため、看護師の観察・ケアが重要。

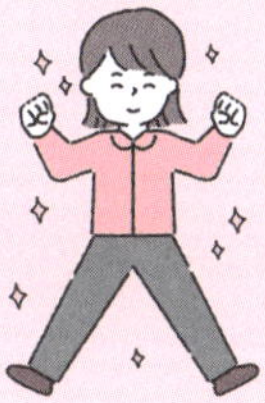

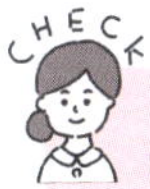

PS の悪い患者では**患者のバイタルサインを含めた変化、新しい症状や軽微な変化に気をつけて**対応を進める必要がある。なぜなら血液疾患の治療目標は「完治」「完全寛解」であり、**悪い状況を乗り切れば改善する可能性が高い**からである。

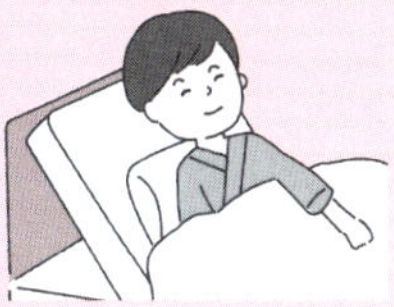

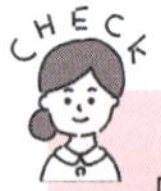

血液疾患の抗がん剤治療では**「完治・寛解」が目標**のため、できる限り治療強度を維持することが重要である。しかし、見極めを間違えると治療関連死亡につながるため、状況により初回治療は抗がん剤を減らすこともある。
治療強度を極限まで維持できるかは、病棟看護師のレベルが重要になる。

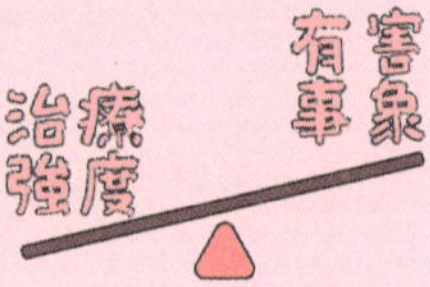

看護のポイント

1. 血液疾患ではPSが悪くとも抗がん剤治療を行うことが多い。理由は抗がん剤により血液疾患が改善するとADL/PSの改善が期待できるからである。
2. PSが悪い患者では早期死亡リスクが高くなるため、より注意して看護をする必要がある。特に発熱や治療によって起こりやすい副作用には注意する。

2 適切な臓器能の有無と、臓器能が低い場合、その対処がされているか

抗がん剤治療で重要な臓器能として以下のものを確認する必要があります。

1. **骨髄造血能**
2. **心機能、心・血管疾患の有無**
3. **呼吸機能、肺疾患の有無**
4. **肝機能・肝胆膵疾患の有無**
5. **腎機能・腎疾患の有無**
6. **栄養状態**

骨髄造血能・心肺機能

骨髄の造血能は血液疾患の治療、特に増殖の早い白血病や悪性リンパ腫では重要となります。血液疾患の抗がん剤治療のほとんどは**用量制限毒性が骨髄抑制**だからです。他、**心毒性**（心不全だけでなく、不整脈など）・**呼吸機能の低下**なども重要となります。また、抗がん剤だけでなく、心臓・縦隔、乳房、胸部などへの放射線照射の影響も加味して、有害事象のリスクなどを総合的に判断する必要があります。

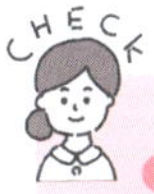

骨髄造血能は血液腫瘍の治療でも重要な要素

好中球の寿命が2日、血小板が7日のため、通常この2つが低下することが多い。貧血については赤血球寿命が120日と長いので、リンパ腫の治療では輸血はしないで済むことも多い。

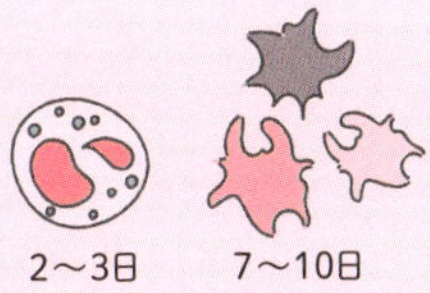

好中球・血小板が少ないと回復まで時間がかかる可能性や回復しない可能性も考慮する必要があります。

好中球が少ない状態であれば**感染リスク**は高くなります。血小板が少なければ、**輸血の頻度が増加**します。

- **好中球減少は細菌感染**や真菌感染リスクが上昇。
- **リンパ球減少はウイルス感染**や真菌感染のリスクが上昇。
- 好中球とリンパ球のどちらが減りやすい薬か知ることは重要。

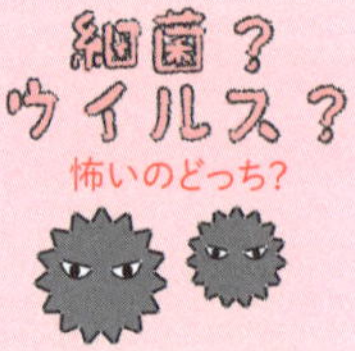

治療開始前の**心エコー・バイオマーカー（NT-proBNP or BNP）、トロポニン**などを確認します。

他、心疾患のリスク評価（**生活習慣病や心疾患の既往**）も確認しましょう。

治療開始前の心機能だけでなくバイオマーカーの動きにも注意し、悪化があれば心機能の再評価を行います。

心機能が悪化している場合、**腫瘍崩壊症候群の予防やシスプラチンなど腎機能障害の予防のための輸液負荷**も行いにくくなります。

そういったことも考慮しながら、治療選択ややり方を考えていきます。

MEMO

● **心機能（EF > 50%）をチェック**

一般的には EF 55%は欲しい。
最低でも EF 50%。**EF50%未満であれば心毒性のある抗がん剤を避ける。**
どうしても使用する必要があるならば、**ARB や ACE 阻害薬、β2 阻害薬**など心保護作用のある薬を併用する。

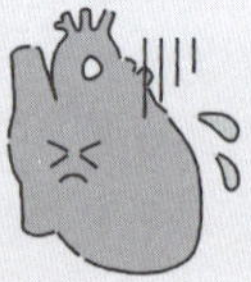

MEMO

心機能に影響する薬剤だけでなく、**QTc 延長を起こす薬剤にも注意。**
TKI（チロシンキナーゼ阻害薬）や FLT3 阻害薬など。
他にもブルトン型チロシンキナーゼ（BTK）阻害薬の心房細動などの有害事象にも注意が必要。

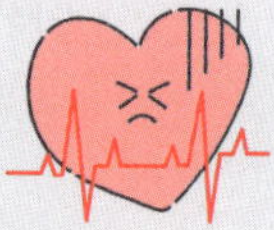

呼吸機能の悪化、呼吸器疾患がベースにある場合も**初期治療の大量補液で**

心不全や胸水貯留などが起こらないように水分管理に気をつける必要があります。

他、肺炎などを起こした際に余力がないことは認識しながら治療を行う必要があります。

MEMO

呼吸機能の悪化、呼吸器疾患にも注意が必要な薬剤がある。
ブレオマイシンやメトトレキサート、ボルテゾミブなどが有名。
ブレオマイシンは比較的高頻度だが、血液疾患ではABVD療法（ホジキンリンパ腫に対する抗がん剤治療）以外ではあまり使用しない。

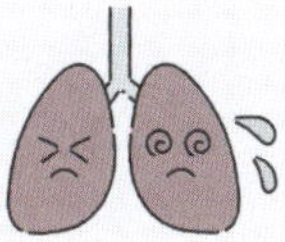

CHECK

心臓や呼吸機能が悪い患者で治療が開始された場合、看護師は呼吸状態の変化だけでなく、体重や下肢の浮腫などにも注意を払う必要がある。
個人的には**体重管理を最重要**とすると良いと考える。

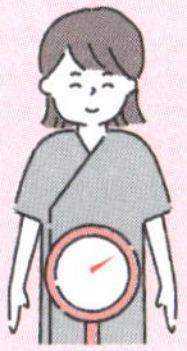

看護のポイント

1. 骨髄機能は抗がん剤の用量制限毒性の影響を受け、血球回復しないなど治療の継続・強度に影響するため重要である。
2. 心機能は心毒性のある薬だけでなく、腫瘍崩壊症候群などを防ぐための大量補液に耐えられるかなど、治療に影響する。
3. 呼吸器が弱いことで治療の制限を受ける薬剤がある。また、心不全になった時に治療を中断する可能性が高くなる。

● 肝機能・腎機能

肝機能・腎機能は治療開始前の薬剤選択・用量調整の際に重要です。肝機能ではありませんが、B型肝炎が既感染かどうか、特定の薬剤で腎障害を予防するための処置を行っているかなどの確認も重要です。

栄養管理については治療開始前の患者の状態だけでなく、治療によって現れる味覚障害やその他の原因による食思不振に対応したり、対応の仕方を考える必要があります。

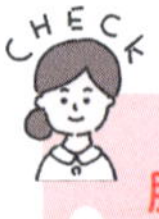

肝機能障害（総ビリルビン＞ 2 mg/dL）や腎機能障害があると用量調整が必要な抗がん剤も多い。肝硬変で使用される **Child-Pugh 分類の Grade C** では臨床試験から除外されるため、抗がん剤用量調整のデータがなく、より注意が必要になる。悪性リンパ腫などでは**総胆管が腫瘍で閉塞**し、一時的に黄疸を伴うこともあり、ステント留置などの対応を行う場合もある。

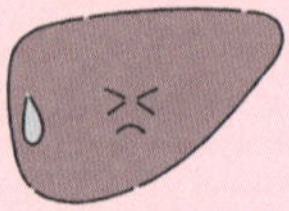

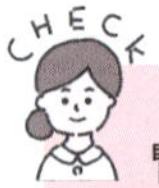

腎機能に関しては、治療開始前の状況で**抗がん剤の用量調整**が必要な場合があるだけでなく、腎機能が悪い患者では**腫瘍崩壊症候群のリスクも上昇**する。

腎機能障害が腫瘍と関連したもの（多発性骨髄腫による**骨髄腫腎**や**高カルシウム血症**、リンパ腫による**腎後性腎不全**によるものなど）か、他の因子かを確認することも重要である。

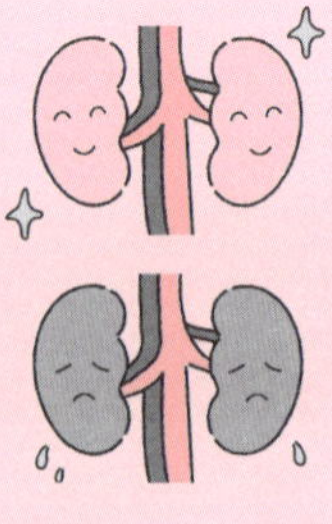

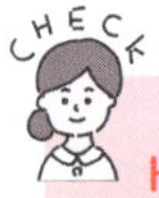

HBV の再活性化は抗体産生を抑える治療（リツキシマブ併用療法）などでは大きな問題となる。ガイドラインに従い、治療開始前に **HBV 既感染の評価**をしているか、既感染の場合は少なくとも **HBV DNA をフォローアップ**しているか、抗ウイルス薬などが入っているかなどは確認が必要。

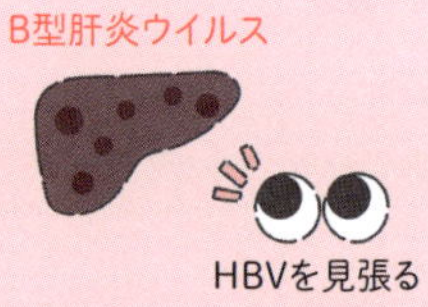

CHECK

腫瘍崩壊症候群の予防や薬剤性腎障害の予防のために「適切な補液」「尿酸合成阻害薬の投与」「尿のアルカリ化（MTX）」「メスナの投与」など、必要な処置が行われているかを確認する必要がある。

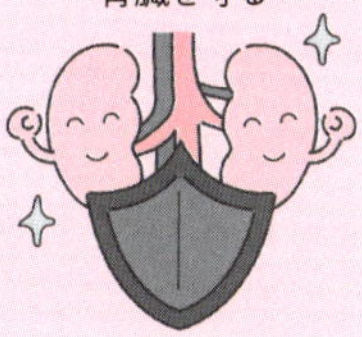

看護のポイント

1. 肝機能・腎機能の低下は抗がん剤の投与量調整が必要になる可能性があり、確認が必要。
2. 抗がん剤投与後に腎機能や肝機能が悪化する患者がおり、その予防や治療が必要になることもある。
3. 致死的になる HBV 再活性化にも注意する。

3 70 歳以上の患者では高齢者機能評価を行う

高齢者機能評価は非常に重要な評価となります。評価方法は様々なものがありますが、急性白血病・悪性リンパ腫・骨髄腫などの疾患で高齢者機能評価が悪い患者では生存率が低下します。

高齢者機能評価の 1 つとして JCOG で使用されている G8 を提示します。これは **15 点以上が正常、14 点以下が機能低下**と評価します。

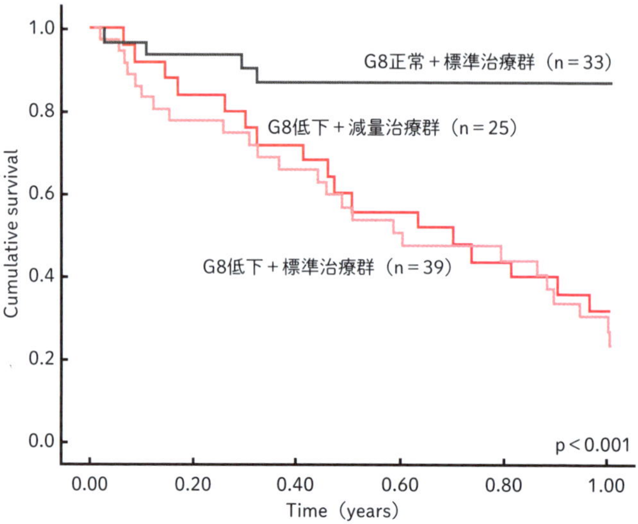

図 1-1　高齢者機能評価による造血器腫瘍の生存曲線の違い

(Abel GA, et al. Frailty and the management of hematologic malignancies. Blood. 2018; 131: 515-524. をもとに作成)

表 1-2　G8 Screening tool

	質問事項	該当回答項目	点数
A	過去 3 ヶ月間で食欲不振、消化器系の問題、そしゃく・嚥下困難などで食事が減少しましたか	0：著しい食事量の減少 1：中等度の食事量の減少 2：食事量の減少なし	
B	過去 3 ヶ月間で体重の減少はありましたか	0：3 kg 以上の減少 1：わからない 2：1 ～ 3 kg の減少 3：体重減少なし	
C	自力で歩けますか	0：寝たきりまたは車椅子を常時使用 1：ベッドや車椅子を離れられるが、歩いて外出できない 2：自由に歩いて外出できる	
E	神経・精神的問題の有無	0：高度の認知症または鬱状態 1：中等度の認知障害 2：精神的問題なし	
F	BMI 値	0：19 未満 1：19 以上 21 未満 2：21 以上 23 未満 3：23 以上	
H	1 日に 4 種類以上の処方薬を飲んでいますか	0：はい 1：いいえ	
P	同年代の人と比べて、自分の健康状態をどう思いますか	0：良くない 0.5：わからない 1：同じ 2：良い	
	年齢	0：86 歳以上 1：80 歳～ 85 歳 2：80 歳未満	
		合計点数（0 ～ 17）	

（JCOG 高齢者研究委員会 HP の推奨高齢者機能評価ツールより転載）

これは血液疾患全般で、G8 が低下している患者では、標準治療を行っても減弱した治療を行っても生存率に差がないというデータになります。

他に IADL なども評価法として行われており、一定の評価方法とされています。

ここで重要なことは、高齢者でも標準治療にメリットを見出せる患者がいる中で、メリットが乏しい患者を見つけ出す良いチャンスであることを示しています。

2023 年に報告された 65 歳以上を対象とした R-CHOP と R-mini-CHOP を比較した論文（Am J Hematol 2023, doi: 10.1002/ajh.27151）では、R-CHOP 群の成績がよかったのですが、これは R-CHOP に耐えられる患者においては R-CHOP を採用した方が良好な結果を得られるだろうというデータになります。しかし、おそらく IADL や G8 の悪い患者では R-CHOP のメリットが乏しくなるのではないかと思います。70 歳以上の患者では治療選択の前に G8 や IADL の評価をお願いします。

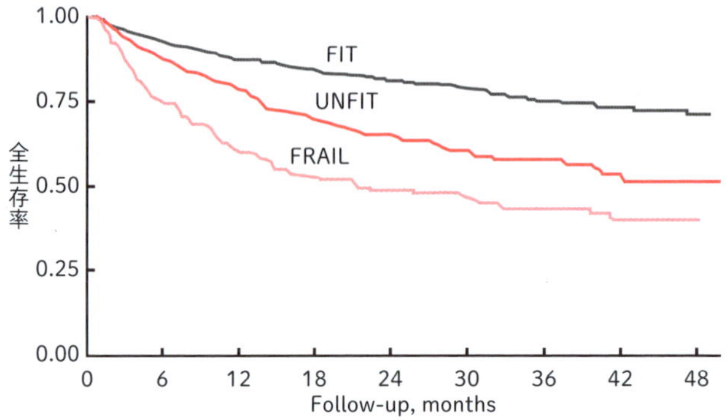

図 1-2　患者の全身状態による生存曲線の違い

（Merli F, et al. Simplified Geriatric Assessment in Older Patients With Diffuse Large B-Cell Lymphoma: The Prospective Elderly Project of the Fondazione Italiana Linfomi. J Clin Oncol. 2021; 39: 1214-1222. をもとに作成）
（FIT, UNFIT, FRAIL は表 1-3 を参照）

表 1-3　FIT、Unfit、Frail の定義

	FIT	UNFIT		FRAIL
ADL	≥5*	< 5*	6*	< 6*
IADL	≥6*	< 6*	8*	< 8*
CIRS-G	0 score = 3-4, ≤8 score = 2	1 score = 3-4, > 8 score = 2	0 score = 3-4, ≤5 score = 2	1 score = 3-4, ≥5 score = 2
Age	< 80	< 80	≥80	≥80

(Merli F, et al. Simplified Geriatric Assessment in Older Patients With Diffuse Large B-Cell Lymphoma: The Prospective Elderly Project of the Fondazione Italiana Linfomi. J Clin Oncol. 2021; 39: 1214-1222. をもとに作成)

表 1-4　手段的日常生活動作（IADL）尺度（～ P.14）

項目	採点
A　電話を使用する能力	
1. 自分から電話をかける（電話帳を調べたりダイアル番号を回すなど）	1
2. 2 ～ 3 のよく知っている番号をかける	1
3. 電話に出るが自分からかけることはない	1
4. 全く電話を使用しない	0
B　買い物	
1. 全ての買い物は自分で行う	1
2. 少額の買い物は自分で行える	0
3. 買い物に行くときはいつも付き添いが必要	0
4. 全く買い物はできない	0
C　食事の準備	
1. 適切な食事を自分で計画し準備し給仕する	1
2. 材料が供与されれば適切な食事を準備する	0
3. 準備された食事を温めて給仕する、あるいは食事を準備するが適切な食事内容を維持しない	0
4. 食事の準備と給仕をしてもらう必要がある	0
D　家事	
1. 家事を一人でこなす、あるいは時に手助けを要する（例：重労働など）	1
2. 皿洗いやベッドの支度などの日常的仕事はできる	1

3. 簡単な日常的仕事はできるが、妥当な清潔さの基準を保てない	1
4. 全ての家事に手助けを必要とする	1
5. 全ての家事にかかわらない	0
E 洗濯	
1. 自分の洗濯は完全に行う	1
2. ソックス、靴下のゆすぎなど簡単な洗濯をする	1
3. 全て他人にしてもらわなければならない	0
F 移送の形式	
1. 自分で公的機関を利用して旅行したり、自家用車を運転する	1
2. タクシーを利用して旅行するが、その他の公的輸送機関は利用しない	1
3. 付き添いがいたり皆と一緒なら公的輸送機関で旅行する	1
4. 付き添いか皆と一緒で、タクシーか自家用車に限り旅行する	0
5. まったく旅行しない	0
G 自分の服薬管理	
1. 正しいときに正しい量の薬を飲むことに責任がもてる	1
2. あらかじめ薬が分けて準備されていれば飲むことに責任がもてる	0
3. 自分の薬を管理できない	0
H 財産取り扱い能力	
1. 経済的問題を自分で管理して（予算、小切手書き、掛け金支払い、銀行へ行く）一連の収入を得て、維持する	1
2. 日々の小銭は管理するが、預金や大金などでは手助けを必要とする	1
3. 金銭の取り扱いができない	0

（JCOG 高齢者研究委員会 HP の推奨高齢者機能評価ツールより転載）

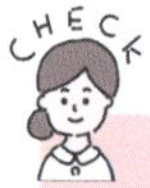

70 歳以上では**高齢者機能評価（G8、IADL）を実施**。点数が正常な患者ではできるだけ治療強度を維持する。**G8 14 点以下や IADL 6 点未満では減弱治療を行うかどうかを検討**する必要がある。医師はなんとなくで判断しているが、データとして看護師が残せると「根拠のある」治療選択の手助けになる。

G8 IADL

医師ができていないことを看護師がカバーできれば、より良い医療を提供することが可能です。

医師と看護師はそもそも役割が違うため、**両者のそれぞれのレベルが上がれば相加・相乗効果**が見込まれます。

看護のポイント

1. 治療法の発展により高齢者でも抗がん剤治療が可能になった。
2. しかし、若年者と比較して「余力」は少なく、治療強度の調整が必要なことが多い。
3. 治療強度をどうするかを考える指標として高齢者機能評価が重要なので、チェックしてみてほしい。

4 その他

他に重要なものとして定期内服薬・合併症の評価、社会的経済的な評価、若年者では妊孕性が維持される治療かどうかというのも治療前評価として重要です。

表 1-5　その他の注意すべき治療前評価

注意すべき治療前評価	重点事項
PS、ADL	一般的には PS2 以下だが、血液疾患は原病による低下は許容、ただし、**早期死亡率は上昇**するので注意
臓器能	心機能は EF 50％を確認、**50％未満では心毒性のある薬剤は避ける**。肝機能や腎機能に合わせた用量調整
合併症・内服薬	薬物相互作用や**血栓症・転倒リスク**などの評価
社会的・経済的評価	生活・収入・通院環境など、独居・高齢者では介護などのサポート問題、家族ケア
高齢者機能評価・認知機能	**高齢者機能評価**や認知機能は抗がん剤の成績に影響
若年者の妊孕性	妊孕性の保たれる治療か、精子・卵子保存の必要性

CHAPTER 2
副作用と各種症状、その対策

副作用の種類

1	骨髄抑制	好中球減少、リンパ球減少、貧血、血小板減少
2	消化器毒性	口腔粘膜障害、下痢、便秘、嘔気・嘔吐
3	循環器障害	心不全リスク・不整脈
4	肺毒性	ブレオマイシンと MTX に注意
5	肝障害	通常は 4 週以内に改善
6	腎障害	白金製剤、CY などに注意
7	神経障害	後遺症、転倒などの合併症リスク
8	皮膚障害	手足症候群、皮疹（薬疹・注射部位）
9	味覚障害	味蕾障害、亜鉛欠乏、口腔ケア　栄養障害や精神的な影響もある
10	栄養障害	管理栄養士との連携も考慮
11	精神症状	ダリナパルシンなど頻度の高い薬剤もあり
12	性腺機能障害	若年患者・挙児希望者で注意
13	Infusion Reaction	一般的な予防方法、投与タイミングなど
14	血管外漏出	アントラサイクリン系抗がん剤・ビンクリスチン
15	二次発癌	放射線治療・レナリドミドなど長期生存するようになり増えた
16	免疫関連有害事象	ホジキンリンパ腫のごく一部以外は抗 PD-1 阻害薬の適応はない

1 骨髄抑制（造血障害、発熱性好中球減少症を含む）

血液悪性腫瘍の重要な有害事象として骨髄抑制があります。

通常は用量制限毒性になりやすい「骨髄抑制」ですが、造血器悪性腫瘍、特に急性白血病では「白血球などが下がるほど叩かないと腫瘍の改善が見込めない」ため、骨髄抑制についてはある程度許容した治療スケジュールになっています。

白血球減少

一般的に白血球減少・貧血・血小板減少と説明しますが、白血球の中でも「好中球減少」が重要になります。**好中球が 500/μL 未満になると、無菌管理を考慮する必要があります**。特に消化管粘膜障害の強い抗がん剤治療では、消化管などから細菌の侵入が予測されるため、ほとんどの場合発熱します（発熱性好中球減少症）。

CHECK

好中球数は細菌感染・真菌感染の重要なリスク因子。
好中球＞ 1,000/μL であれば重篤な感染は増えない。
好中球 500 ～ 1,000/μL であれば若干感染頻度は増えるが、無菌管理は不要。
好中球＜ 500/μL まで減る場合、感染リスクが上昇し、1 週間以上持続すると予測されるなら無菌管理を検討する。

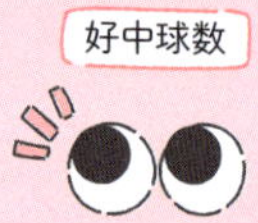

MEMO

好中球減少は CHOP 療法などの細胞障害性抗がん剤が 1 日だけ入るものでは **10 ～ 14 日が骨髄抑制の底（Nadir）**になる。急性白血病などの場合はこれとは異なるが、それぞれ好中球減少期間がある。なお、**(R-)CHOP は 10 ～ 14 日、ベンダムスチンは 14 ～ 21 日、ESHAP などでは 10 ～ 17 日**くらいが骨髄抑制の Nadir である。

好中球
10~14日

その一方でリンパ球減少が問題になる薬剤もあります。例えばベンダムスチンやフルダラビン、ステロイドなどがそうです。リンパ球減少は短期的には感染リスクの増加にならないですが、**長期的に見ると様々なウイルス、真菌感染の原因**となります。こういった薬剤を開始する際にはアシクロビルや

ST 合剤などが処方されるので、帯状疱疹やニューモシスチス肺炎などを予防するように気を付けます。ただ、CD4 リンパ球が下がりすぎた場合は、予防が難しいサイトメガロウイルスやトキソプラズマなどの原虫（過去に感染していた場合）などが出てくる可能性があります。

MEMO

ベンダムスチンやボルテゾミブ、エロツズマブなどでは**リンパ球減少**が強く起きるため、アシクロビルや ST 合剤の予防内服を行う。特にリンパ球の中の **CD4 リンパ球**の減少程度に注意が必要である。

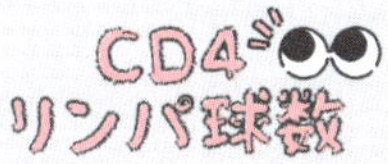

MEMO

CD4 リンパ球が **500/μL を下回ると帯状疱疹**が増え始め、**200/μL** を下回ると致死的な肺炎であるニューモシスチス肺炎が増える。CD4 リンパ球が 50/μL まで減るとサイトメガロウイルス（CMV）感染のリスクが上がる。CMV は**同種移植・ベンダムスチン・エロツズマブ**では注意。

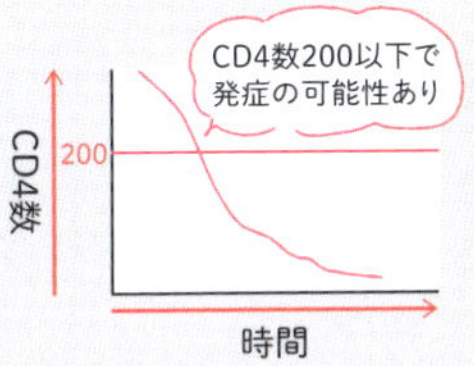

図 2-1　CD4 数とおもな日和見疾患の関係
（国立国際医療研究センター エイズ治療・研究開発センター HP「HIV 感染症とは」の図を元に作成）

貧血・血小板減少・凝固異常

貧血や血小板減少に関しては適宜対応になり、輸血のタイミングとしては Hb 7 g/dL を一つの目安としますが、症状や心不全などによっては Hb 8 g/dL 程度に保つこともあります。逆に症状にとぼしい場合は Hb 6 g/dL くらいを維持することもあります。

血小板輸血については抗がん剤治療を行っている場合は基本的に「血小板数 1 万 /μL 以上」を維持します。ただし、播種性血管内凝固（DIC）などの特殊な病態では「血小板数 3 ～ 5 万 /μL」を維持するように心がけます。

出血傾向などがある場合は凝固異常のこともあります。先程の DIC（特に急性前骨髄急性白血病や急性単球性白血病など出血傾向が強いタイプ）の場合、L- アスパラギナーゼなどのタンパク合成阻害を介して凝固系が狂う薬剤などでは定期的な新鮮凍結血漿（FFP）の補充が必要なこともあります。

これらも病態を理解して対応する必要があります。

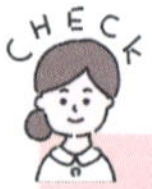

赤血球輸血は急性白血病や骨髄異形成症候群、再生不良性貧血などでは実施される患者が多い。**一つの目安は Hb 7 g/dL を維持するように適宜輸血**を行う。

貧血の進行が想定より早い場合は出血などの病態を考え、頻回の輸血が必要なこともある。

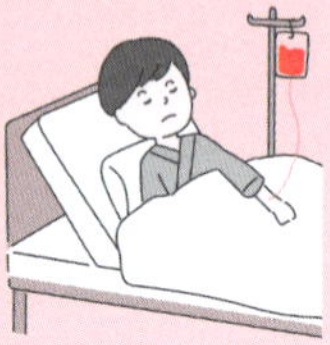

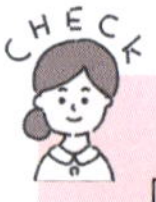

血小板や FFP の輸血は致命的な出血を避けるために実施する。

抗がん剤治療中は**一般的には血小板数 1 万 /μL を維持**、DIC などの場合は 3 ～ 5 万 /μL を維持する。

FFP は PT/APTT は輸血基準を見て判断するが、抗がん剤治療中で特に重要なものは**フィブリノゲンで 150 mg/dL を維持**、心負荷などを考慮するなら最低 100 mg/dL を維持するように実施する。

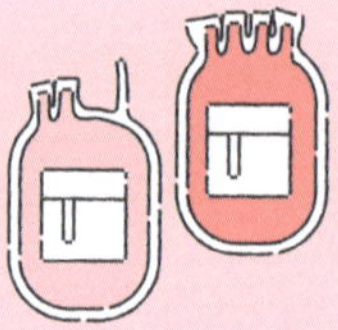

発熱性好中球減少症

最後に好中球減少時の発熱対応が重要になります。

好中球が 500/μL 未満で腋窩温 37.5℃以上の場合、発熱性好中球減少症（FN）の診断で治療を行う必要があります。好中球が少ない＝味方の兵隊がいないため、肺炎などの炎症を起こせないことから、発熱が唯一の感染所見になることが多いです。

1980年代の有名なデータですが、好中球減少のある患者のうち髄液中に細菌を認めた患者の症状を確認したところ、頭痛を含めた症状があった患者が20%で、他の患者では発熱以外の症状がありませんでした。これが全ての感染症で適応になるわけではありませんが、8割の患者では発熱以外の症状が出ない可能性があります。

そのため好中球＜500/μLの患者で発熱を認めた場合、他の感染症状がなかったとしてもFNの診断で広域抗菌薬（抗緑膿菌作用のあるセフェピム、タゾバクタム/ピペラシリン、メロペネム、ドリペネムなど）で治療を開始します。**治療が遅れた場合の死亡率は1970年代のデータですが、71%**とされています。

ざっくりとしたFN対応を示します。

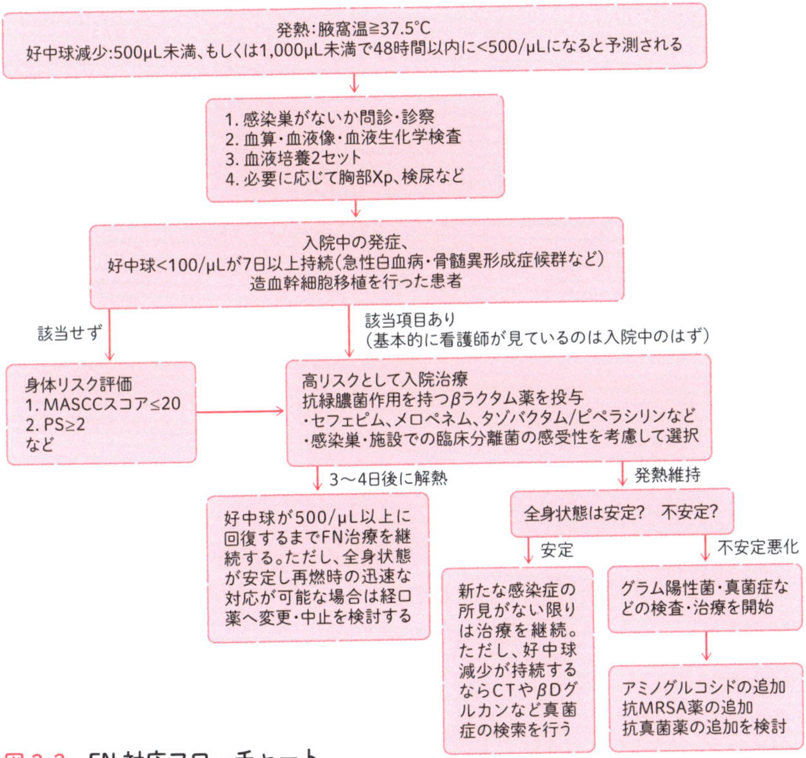

図 2-2 **FN対応フローチャート**

（『発熱性好中球減少症診療ガイドライン　改訂第3版』を参考に著者作成）

FN は頻度が高いだけでなく、致死的な感染症であることを認識する必要があります。FN を見逃すと、その後の治療にも大きく影響するため、発熱などの症状に看護師さんは注意していただきたいです。

CHECK

- **好中球減少時の発熱は重症感染症（敗血症）と考えて、血液培養を採取した上で広域抗菌薬を開始**する。
- 軽症の場合はニューキノロン系抗菌薬などを使用することもあるが、看護師は FN という病態をしっかり認識し、発熱を放置しないように気を付ける必要がある。
- **味方の兵隊がいない**ため、急速に悪化する。適切な対応を行わないと1日で死に至る場合もあるため注意。

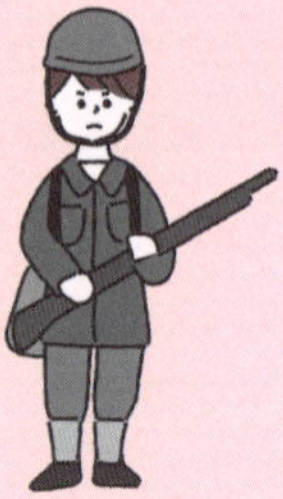

CHECK

FN の対応では

1. **抗緑膿菌作用のある広域抗菌薬の投与**
2. グラム陽性球菌のカバー
3. 真菌感染のカバー
4. 他の病態

の順番で対応する。基本的にグラム陰性菌の感染は急速に進行し敗血症性ショックになるため、そのカバーが最も重要である。

発熱性好中球減少症（FN）

- 好中球<500/μL かつ 腋窩 37.5°C以上
- 1971年のNEJMという雑誌のデータでは抗菌薬が遅れた場合の死亡率が71%であり、救命率が上がっても致死的な感染症
- セフェピム、タゾバクタム／ピペラシリン、メロペネム、ドリペネムなどを使用する

好中球減少がある場合、G-CSF 製剤を使用して回復を促進する場合があります。リンパ系腫瘍の場合は好中球減少時に通常は使用します。急性骨髄性白血病（AML）でも完全寛解後に大量シタラビン療法で治療する場合は G-CSF を併用することが多く、ベネクレクスタ＋アザシチジンで治療する場合も寛解確認後に G-CSF を併用します。

G-CSF 製剤の中には Peg-G-CSF があり、この場合は単回投与で G-CSF が消費されるまで持続して効果を発揮します。通常は R-CHOP 療法などの細胞障害性抗がん剤を単回 or 2 回程度の連続投与をする治療法に限られま

す。G-CSF と細胞障害性抗がん剤の併用は副作用の好中球減少が悪化するため、基本的に併用しません。Peg-G-CSF はそのため 2 週間以上の期間をあけて次コースの抗がん剤を開始します。

MEMO

G-CSF は好中球の回復を促進させ、**細菌感染のリスクを下げる**ことが目的である（予防）。もしくは発熱した患者で、**好中球の回復で感染制御**ができる場合は、リンパ系腫瘍の場合は積極的に使用するし、骨髄系腫瘍でも感染制御が難しい場合は使用する。
特殊な使い方は急性骨髄性白血病に対する G-CSF priming 効果だが、これは別に示す。

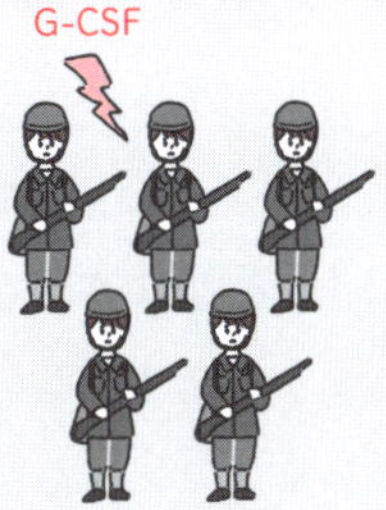

MEMO

G-CSF は抗がん剤が体内にある時点（24 時間以内）に投与すると、好中球が増加して抗がん剤による副作用が増強するため、**24 時間はあけて投与**する。
Peg-G-CSF も G-CSF が消費されるまでは次の治療は開始しない。そのため、添付文書では **14 日以上あける**こととなっている（ただし、実際は好中球が下がってくる 7 ~ 10 日目くらいで投与できる場合もある。ABVD 療法で実施可能だが個人差あり）。

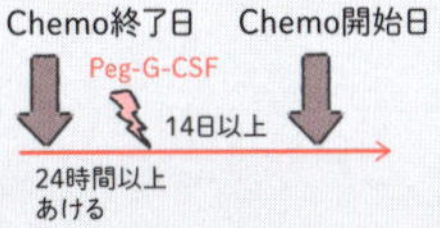

2 消化器毒性（口内炎、嘔気、嘔吐、下痢、便秘）

抗がん剤の消化器毒性として**消化管粘膜障害**が１つ重要です。消化管粘膜障害は「口内炎」という形で出る患者もいるし、胃腸の粘膜が障害され上腹部痛・嘔気・下痢などの原因になることもあります。

● 口内炎

消化管粘膜障害のうち口内炎は「口腔ケア」を中心とした予防が通常は行われます。全ての薬剤で起こりえますが、重要な薬剤はメトトレキサートやドキソルビシンなどがあります。

他、多発性骨髄腫などで「大量メルファラン療法」を行う場合に、クライオセラピーが行われることがあります。これはメルファランの半減期が短く、加水分解される薬剤のため、薬が分解されるまでの時間に個人差が少ないことが１つです。時間が短いため、一定期間（抗がん剤開始の 30 分前から投与終了１～２時間後まで）氷冷された水・氷で口腔内を冷やしておくと、メルファランが口腔粘膜に届かずに口内炎が予防できるという治療です。

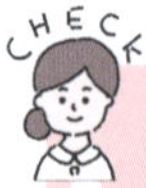

口腔粘膜障害・口内炎の予防として**口腔ケアが重要**である。当院は口腔外科・歯科衛生士の定期的な診察・処置もあるが、**ブラッシング・舌ケア・うがい**などを行う。
口内炎のある場合は最終的には**保湿剤・疼痛管理など**が重要になる。
急性白血病などの骨髄抑制期は長く、この時期に口内炎が起きることが多い。

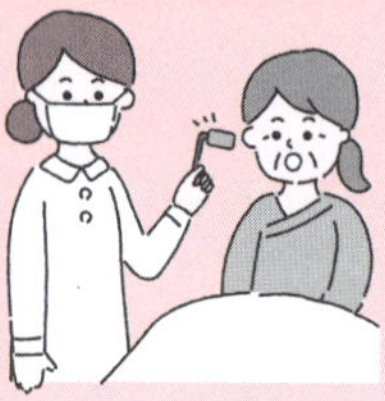

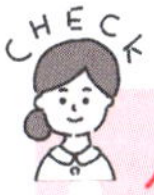

クライオセラピーは多発性骨髄腫のメルファランによる治療で有効とされている。
これは体内に抗がん剤がある期間が短いことが1つ挙げられる。他の薬剤では長期間体内に薬剤が止まるので、この方法の有効性は不明である。
口内炎は症状としてつらいものなので、予防ができる場合は可能な範囲で実施していくのが重要と思われる。

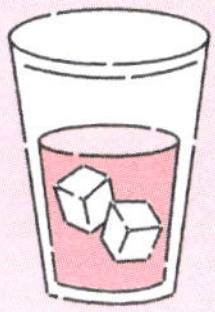

嘔気・嘔吐

次に抗がん剤投与による嘔気・嘔吐の対応です。

一般的には**5-HT3（セロトニン）受容体やNK1（サブスタンスP）受容体**にそれぞれの物質が作用して嘔気が起こります。そのため通常は5-HT3受容体拮抗薬を中心に、サブスタンスPを抑える**アプレピタント**を併用して予防を行います。

著者は急性白血病のような入院治療の時はグラニセトロンを12時間ごとに行っています。

他、**デキサメタゾン**の投与を行うと吐き気の予防ができます。著者はデキサメタゾン4 mg（3.3 mg）でも十分な制吐作用があると考えていますが、全く投与しない場合とは大きな差があると経験上は考えています。ガイドラインに準拠してください。

他に嘔気・嘔吐などの経験で、抗がん剤を受ける前から「気持ち悪い」と感じて吐いてしまう患者がいます。これを「予期嘔吐」と言いますが、**ロラゼパム・オランザピン**などの内服が有効なことが多いです。

R-CHOP療法やR-B（リツキサン・ベンダムスチン）療法などの外来治療の場合は、半減期が長いパロノセトロンを使用しますが、これが使えるようになってからかなり楽になったと考えています。

MEMO

抗がん剤による吐き気（CINV）は**5-HT3 受容体拮抗薬を中心にアプレピタント・デキサメタゾン**などを使用しながら対応する。
5-HT3 受容体拮抗薬＋デキサメタゾンでほぼ対応できると思われるが、**1～2割くらいの患者でアプレピタント**を加えることがある。

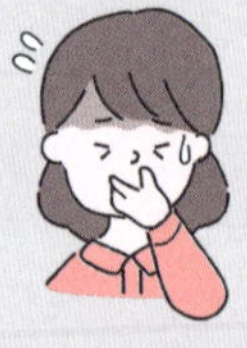

MEMO

急性骨髄性白血病のような数日連続で投与を行う治療の場合は**12時間ごとにグラニセトロンを投与**している。午前中投与のグラニセトロンにはデキサメタゾンを加えている。
治療法によってESHAP療法、EPOCH療法などのレジメンでは上記対応に加えて、**最終日にパロノセトロン**を加えている。
それで対応が難しい場合はアプレピタントを加えている。

5-HT3
受容体阻害剤
デキサメタゾン
アプレピタント

● 下痢

下痢については血液内科領域の多くは**「消化管粘膜障害」により消化液の吸収ができなくなる「遅発性下痢」**です。この場合、消化管粘膜は1週間前後で入れ替わりますが、それが抗がん剤で死んでしまうため、**「1週間」後**くらいから始まり、明確には言えませんが血球が回復する頃には改善していることが多いです。

もう一つの重要なメカニズムが副交感神経などを刺激して抗がん剤投与から1日以内に下痢をするタイプです。コリン作動性下痢の有名な薬剤がイリノテカンですが、血液内科領域では使用されません。血液内科領域で下痢が特に問題になる薬剤として慢性骨髄性白血病の治療薬の1つ**「ボスチニブ」**と、多発性骨髄腫の治療薬**「イキサゾミブ」**です。この2つの薬剤は内服薬で外来治療がベースになりますが、「薬を飲むと下痢する」タイプの薬剤はロペラミドなどを用いて対応する必要があります。

下痢の状況によって困ることは「トイレに行くのも大変」という患者さんの生活をどのようにサポートするか、日常生活を送れないなら治療薬を変更するかなどです。他に**脱水による腎機能障害や電解質異常**が問題になります。低カリウム血症になると薬剤によってはQTc延長が起きるので注意が必要です。

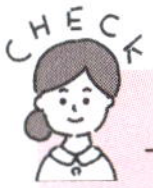

下痢は抗がん剤が投与されてすぐに下痢する**「早発性下痢（24時間以内）」**と**「遅発性下痢（数日後）」**に分かれる。
血液内科の病棟で起きる下痢の多くは「遅発性下痢」。通常は抗がん剤が始まって**1週間後**から始まり、骨髄抑制から回復する頃には改善していることが多い。

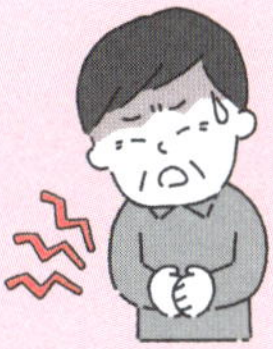

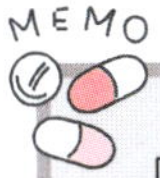

血液内科で下痢に特に注意するのは**ボスチニブやイキサゾミブ**の2つ。どちらも投与開始時にその旨を説明し、**ロペラミド**で対応することが多い。
他、遅発性下痢でも整腸剤やタンニン酸アルブミンなどの収斂剤などを使用することがある。

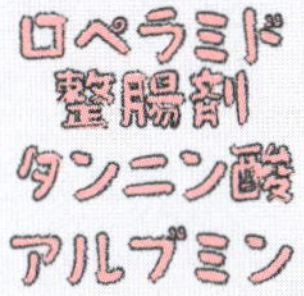

● 便秘

次に状況によっては大きな問題になる便秘についてです。

抗がん剤の中には神経の軸索（神経のたば）に関連する**微小管を阻害**するなどの作用機序のものがあります。**タキサン系抗がん剤やビンカアルカロイド**（ビンクリスチン、ビンブラスチンなど）がそうです。タキサン系は血液疾患では使用しませんが、ビンカアルカロイドはリンパ系腫瘍のキードラッグのため頻用します。他に**ボルテゾミブやサリドマイド**などは神経毒性があり、便秘やイレウスの原因になります。他、あまり有名ではありませんが、**アザシチジンは通常便秘**傾向になりますが、当日～翌日くらいのため1週間程度で改善します。

便秘ぐらいと思われるかもしれませんが、状況によっては麻痺性イレウスのためイレウス管を挿入することになり、治療が遅れ、手術が必要になる可能性もあります。便秘が起こる薬剤を含め便秘に対して油断せずに適宜下剤を使用すること、便通状況の確認は重要です。

MEMO

便秘の起こりやすい薬剤として血液内科領域では**ビンクリスチン**が最も重要。CHOP療法をはじめ、悪性リンパ腫や急性リンパ性白血病のキードラッグであり、頻用される薬剤である。便秘だけでなく、日本人では**神経障害**が起きやすい薬のため、ビンクリスチンを使用する場合は「便秘」「痺れ」などの症状に注意。

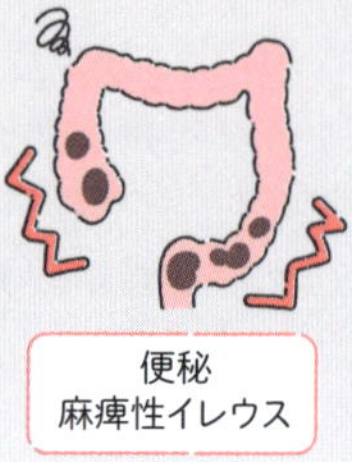

MEMO

便秘に対して**酸化マグネシウムやルビプロストン**などの非刺激性下剤をベースに、適宜センノシドやピコスルファートなどの刺激性下剤を併用して対応する。
3日出ない場合は下剤を強めるようにしているが、状況によりパントテン酸などの点滴を麻痺性イレウスに準じて実施することがある。

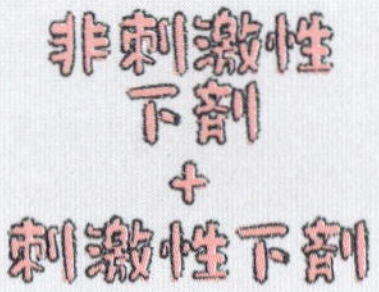

3 循環器障害（心不全、不整脈、血栓症）

心機能や不整脈の評価、心疾患の有無は抗がん剤治療前の評価として重要です。

心不全

ほぼ急性白血病や悪性リンパ腫のキードラッグであるアントラサイクリン系抗がん剤は心不全のリスクがあります。**ドキソルビシン換算で 500 mg/m^2 を超えると約 10%の患者に心不全**が起きます。ただし、その手前でも一部の患者は心不全になります。

心不全が元々ある患者や胸部への放射線照射の予定のある患者ではもっと少ない用量で心不全が起きる（悪化する）ので注意が必要です。

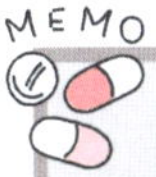

ドキソルビシン換算で **500 mg/m^2 を超えると 10%に心不全**が起きる。
胸部の放射線治療を受けていたり元々心不全があるなど、何らかの異常がある患者ではもっと少ない量で起こる可能性があり、より注意が必要。
ドキソルビシンを 1 とすると心毒性は**ピラルビシン（THP）は 0.5、ミトキサントロンは 3** なので「青いやつ」は心毒性が強いと覚えよう。

表 2-1 ドキソルビシン投与量と心不全発生率

DXR 累積投与量	心不全発生率
400 mg/m^2	3～5%
550 mg/m^2	7～26%
700 mg/m^2	18～48%

心臓の弱い患者で「心毒性」のある薬剤が投与された場合はモニター管理を検討し、**浮腫・体重変化・呼吸状態の変化（横になると SpO_2 低下など）**を看護師がしっかり把握する。
それだけで治療が順調に進むようになる可能性が高い。

浮腫
体重変化
呼吸状態

2020年に報告された1つの腫瘍循環器分野の報告ではEF 50%以上であれば治療は行って良いが、**50%未満では慎重に検討、40%未満では心不全のリスクのある治療を避けます**。その後もフォローアップして、EFが10%以上低下し、EF 40～50%まで下がった場合は休薬など適切な対応をとるように記載されています。循環器内科の医師と相談しながら、EFは低いながら使わざるを得ない薬は使う場合もあります。

心機能の低下は看護師の毎日の観察で早期発見できる可能性があります。例えば**横になると SpO_2 が下がる**のは肺鬱血や胸水を示唆します。**体重増加**は体内に水が溜まる傾向、すなわち心不全や腎不全などを考えます。**頻脈に**なって、発熱もないのであれば心臓関連の可能性を考えます。その情報を報告し、心エコーを行うのが早期発見、早期対処につながります。

CHECK

- EF 50%以上は標準治療OK。
- **EF 40～50%は要検討**。
- **EF 40%未満は心毒性のある薬剤を避ける**。
- フォロー中にEFが10%以上低下し、EF 50%未満であれば治療の延期、もしくは変薬を考える。EFが40%未満に減るなら治療法を変える。

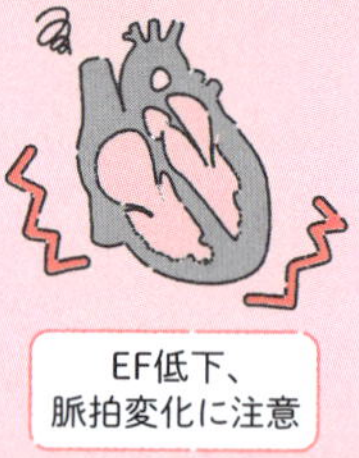

CHECK

- 心機能の変化は**「体重の動き」「脈拍数の動き」**を見ていると気づけることがある。
- 補液内容にもよるが、**体重が漸増傾向・脈拍が増加傾向**の時は注意。体重が減って、脈拍が増えているなら脱水を考える。

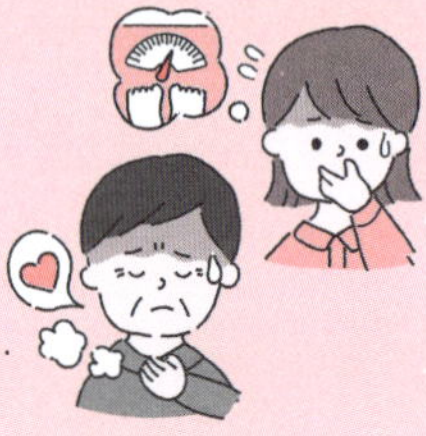

EFの低い患者で**心毒性のある薬剤を使用する際はARB、ACE阻害薬、βブロッカーなどの使用**を検討します（既出）。また、**BNP/NT-proBNPなどの心不全マーカーのフォロー、トロポニンIのフォロー**（正常値だと心臓イベント発生率1%未満、上昇した場合は84%と報告あり）などを行います（既出）。

● 不整脈（QTc 延長含む）

他にも不整脈が問題になる薬剤があります。大体が分子標的薬ですが、**QTc 延長が問題になる薬剤**（TKI、亜ヒ酸などのヒ素製剤、ツシジノスタットなど）や**不整脈の起きやすい抗がん剤**がいくつかあり**イブルチニブの心房細動**が有名です。他に徐脈性不整脈の報告があるサリドマイド、心不全を起こす薬剤ではそれに伴い洞性頻脈などの頻度が上昇します。

イブルチニブについては心房細動がいつでも起きる可能性があるため、定期的に心電図をフォローしていき、必要時に治療介入します。

QTc 延長を起こす薬剤が使用されているときのポイントは 2 つです。**「新しい薬が QTc 延長に影響しないか」「電解質は保たれているか」**。併用することでより QTc が延びる薬剤があります。報告がなくとも予測外に QTc が延びることもあるので、何かが加わったら QTc は念のためチェックしています。

電解質ですが、低カリウム血症・低マグネシウム血症は QTc 延長やそれに伴う TdT（Torsade de Pointes）のリスクになります。そのため例えば、急性前骨髄球性白血病（APL）に対して亜ヒ酸を使用する場合は、カリウム補充やマグネシウム補充を行うことがあります。

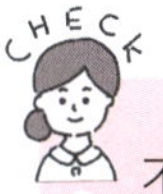

不整脈や QTc 延長が問題になる抗がん剤では**定期的な心電図**が重要。
他、動悸などの症状発現時に受診の必要があるかどうかについて説明する必要がある。

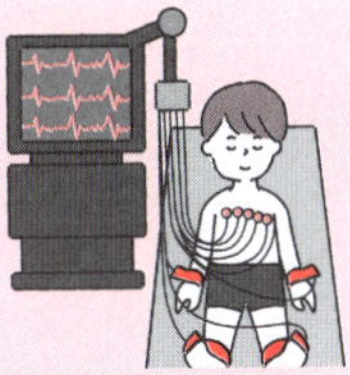

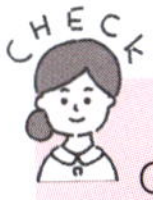

QTc 延長を起こす薬剤では
1. 併用薬
2. 低カリウム血症
3. 低マグネシウム血症
に関しては常に目を光らせること。
医師も気にしてはいるが、失念することもあるので、**新しい薬**が入ったときや**電解質異常**に気がついたときには報告する。

併用薬
低K血症
低Mg血症

血栓症・高血圧

最後に血栓症のリスクになる薬や高血圧のリスクになる薬剤があります。

血栓症については多発性骨髄腫で用いる「レナリドミド」がリスク因子になります。**日本人は欧米人よりもリスクが低く**、SAVED スコアで評価すると、手術を最近実施していて静脈血栓塞栓症（VTE）の既往がなければ、VTE の低リスクになるので、アスピリンを使用することになります。日本人で絶対に予防が必要かは不明です。

表 2-2　SAVED スコア

SAVED Score	2 点以上で高リスク
S：Surgery（90 日以内の手術）	+ 2
A：Asian（アジア人）	− 3
V：VTE（静脈血栓症の既往）	+ 3
A：Age（80 歳以上）	+ 1
D：DEX 使用量（標準 or 高用量）	標準 + 1、高用量 + 2

(Dima D, et al. External validation of the SAVED score for venous thromboembolism risk stratification in patients with multiple myeloma receiving immunomodulatory drugs. Br J Haematol. 2023; 201: 280-284. をもとに作成)

逆に VTE の既往があれば直接作用型経口抗凝固薬（DOAC）を使用している可能性が高いことから誰しも血栓症の予防とは考えていませんが、**血栓症の予防を念頭におく必要がある薬**です。

他に**心不全・高血圧が有害事象として有名なカルフィルゾミブ**があります。非血液領域では血管新生阻害薬での高血圧が重要ですが、血液内科領域ではカルフィルゾミブが高頻度で、血圧コントロールが重要になります。

カルフィルゾミブを投与開始後に **20 〜 30%の患者で高血圧が起きます**。そして報告にもよりますが **2 〜 9%くらいの頻度で心不全**が起きます。臨床現場では臨床試験よりも心機能が悪い状態でカルフィルゾミブを使用する頻度が増えると思いますので、注意が必要です。

MEMO

がん患者は血栓傾向になっているが、そこに**レナリドミド**が加わるとよりリスクが高くなると言われている。日本人では頻度は低いとされているが、血栓症のリスクは念頭におく必要がある。
同系薬剤のポマリドミドも同様である。

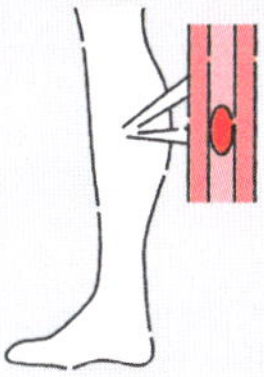

MEMO

カルフィルゾミブでは高血圧・心不全のリスクが上昇する。特に**高血圧は 20 ～ 30% と高頻度**におき、ここで対応しておかないと心血管系の合併症リスクが上昇する。
使用している薬剤により血圧上昇が最初の所見になるかもしれないので、血圧が上がり続けているようであれば医師に報告する。

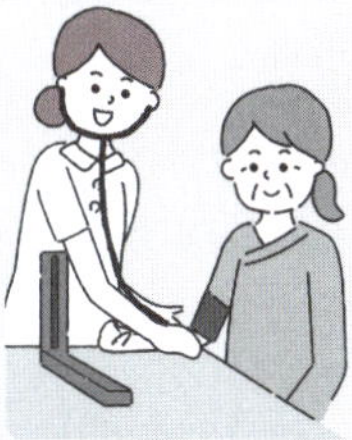

4 肺毒性（間質性肺炎、肺胞出血、肺塞栓など）

● 薬剤性間質性肺炎

薬剤性間質性肺炎の原因は明らかではないが、薬剤やその代謝産物による直接細胞障害作用（慢性の経過が多い）と**投与量に非依存的に発症**し、急性・亜急性の経過をとる免疫学的なメカニズムを介した肺障害があるとされます。

リスク因子は**高齢・既存の肺病変・呼吸器の術後・肺への放射線照射・腎障害**などです。

血液内科領域で比較的頻度が高いものは**ブレオマイシン、メトトレキサート**などですが、よく遭遇するのはCHOP療法などでよく使用するシクロホスファミドです。他に気にしておく必要がある薬剤は**ボルテゾミブ**ですが、頻度は1%未満程度です。

基本的にはどの薬剤も間質性肺炎を起こしうるので、全ての患者に「呼吸器症状が出現した場合は看護師に伝える」ように説明しておく必要があります。

CHECK

- 治療開始前に**呼吸器関連の既往症の有無、放射線治療**などについて確認する。
- 治療開始後は**咳嗽、呼吸困難**などが出てきた場合はすぐに連絡するように説明する。
- 入院中や化学療法開始前に**SpO_2を含めたバイタルサイン**を確認する。

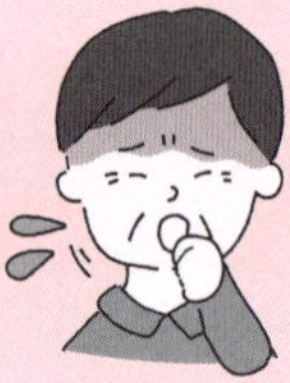

MEMO

ブレオマイシンは一定数の投与量を超えると間質性肺炎の頻度が増加するとされ、ABVD療法ではその投与量は超えない。
しかし、**G-CSFとの併用による間質性肺炎の増加、年齢、腎機能**などさまざまな原因で少ない投与量でも発症するので、基本的に注意しておく必要がある。

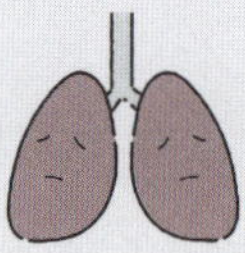

間質性肺炎については**KL-6をはじめとしたマーカーや画像検査**で確認し、診断のためには気管支鏡検査や病理検査が必要となりますが、感染症や肺水腫などを除外して臨床的に間質性肺炎として対応することが多いです。また、治療は**ステロイド剤**を使用することが多いです。

肺胞出血・肺塞栓症

他に肺の障害としては肺胞出血や肺塞栓症などがあります。

肺塞栓については下肢静脈血栓症のリスクと変わりはないため、循環器の項目を確認してください。

肺胞出血に関して血液内科領域のリスク因子ははっきりとしていません。 個人の経験では急性白血病で「白血球が10万/μL以上」で「肺CTではっきりとした異常がない」にも関わらず「SpO_2が下がっているケース」が白血病の肺浸潤を伴っているとされますが、このケースのうち単球性白血病の患者で肺胞出血が多い印象があります。上記3つを全て満たした単球性白血病の患者3名中3名で肺胞出血がありましたが、リスク因子かどうかは不明です。

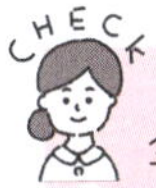

全ての抗がん剤治療を行う患者で、**呼吸器症状の変化・SpO_2の変化・呼吸数などはチェック**する必要がある。
もし、間質性肺炎を疑う所見があれば、**原因薬剤の中止とステロイド**などによる治療が重要になる。

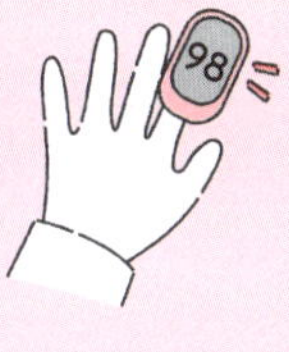

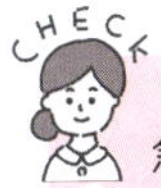

急性白血病で肺浸潤のある患者（**白血球数が多く、肺CTで異常所見がないにも関わらず、SpO_2が低下している**）については急激な低酸素血症（肺胞出血）が寛解導入療法の初期（抗がん剤投与中）に起こる可能性がある。
上記のような患者さんでは呼吸器症状の出現に注意しておくと良い。

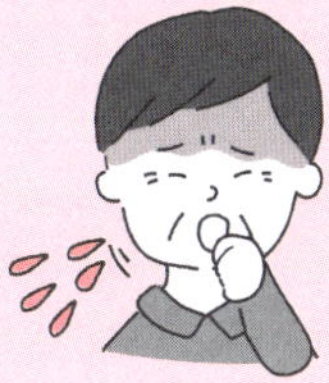

5 肝障害（VOD/SOS、HBV 再活性化含む）

薬剤性肝障害

肝障害に関しては全ての薬で起こりえます。基本的には**中毒性**（個人差はあるが**一定の用量を超えると起こる**）と**体質性**（出るかでないか個人差、用量とは関係なく**アレルギー・代謝の問題**）で生じるため、**予防は難しいです**。

通常は**4週以内に改善**し、投与終了から**8日以内にALTが50%以上低下**した場合は薬との因果関係があると判断されます。

肝障害が起こりやすい薬剤は**L-アスパラギナーゼやメトトレキサート**などが多いです。他、低分子の分子標的薬の内服薬は総合的に起こりやすいです。それはほとんどが消化管から吸収され、肝臓を通過して全身に広がるためで、起こる人は起こりやすいです。肝障害が起こりやすい分子標的薬としてチロシンキナーゼ阻害薬の**ボスチニブやニロチニブ**があります。

CHECK

薬剤性肝障害は「**中毒性**（全員起こり得る）」と「**体質性**（起きる人だけおこる）」に分かれる。
予防は困難だが、ある薬を投与すると毎回起こる＋**8日以内にALTが50%以上低下**するような場合は肝障害と薬剤が関連すると判断する。

中毒性
Or
体質性

MEMO

肝障害が起きやすい薬剤として、アミノ酸合成阻害によりコレステロール産生に異常が生じ急性脂肪肝が起こる**L-アスパラギナーゼ**、やはり用量依存性に肝障害を起こす**メトトレキサート**が重要。他に内服の分子標的薬（**ボスチニブ**など）を覚えておくこと。

L-Asp
MTX
Bosutinib

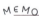

VOD/SOS

他、**肝中心静脈閉塞症／類洞閉塞症候群（VOD/SOS）**が問題になる薬剤・治療があります。オゾガマイシンを結合している**イノツズマブ　オゾガマイシン**と**ゲムツズマブ　オゾガマイシン**、そしてそれに連続して実施する同種骨髄移植です。VOD/SOS は肝臓の毛細血管が血栓によって閉塞して起こる肝障害で、**右季肋部痛・黄疸・腹水（体重増加）**などが主症状になります。これらの薬剤、およびその後の同種幹細胞移植では看護師はこの３つの症状に注意しましょう。

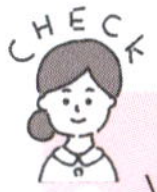

VOD/SOS はイノツズマブ　オゾガマイシンとゲムツズマブ　オゾガマイシン、そして同種造血幹細胞移植で起こり得る。
症状として**右季肋部痛・黄疸・腹水（体重増加）**があるので、これらの症状が出た場合は速やかに主治医に伝えるようにする。

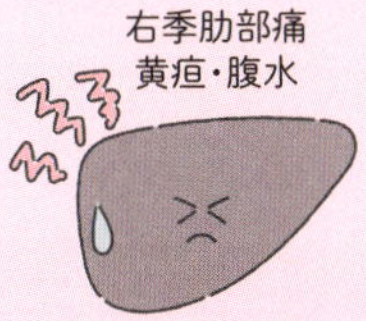

B 型肝炎ウイルス再活性化

最後に肝障害の中で重要なものが B 型肝炎ウイルス（HBV）の再活性化です。

抗体を抑えるような治療（Rituximab をはじめとした薬剤）で再活性化の頻度が上昇します。

HBV の再活性化が生じた後、**約１ヶ月で劇症肝炎となり死亡**します。この１ヶ月のうちに HBV を抑える治療をしないと患者が死ぬため、「**HBV DNA のモニタリング**が行われている」「**エンテカビル**などの抗ウイルス薬が使用されている」などを確認する必要があります。

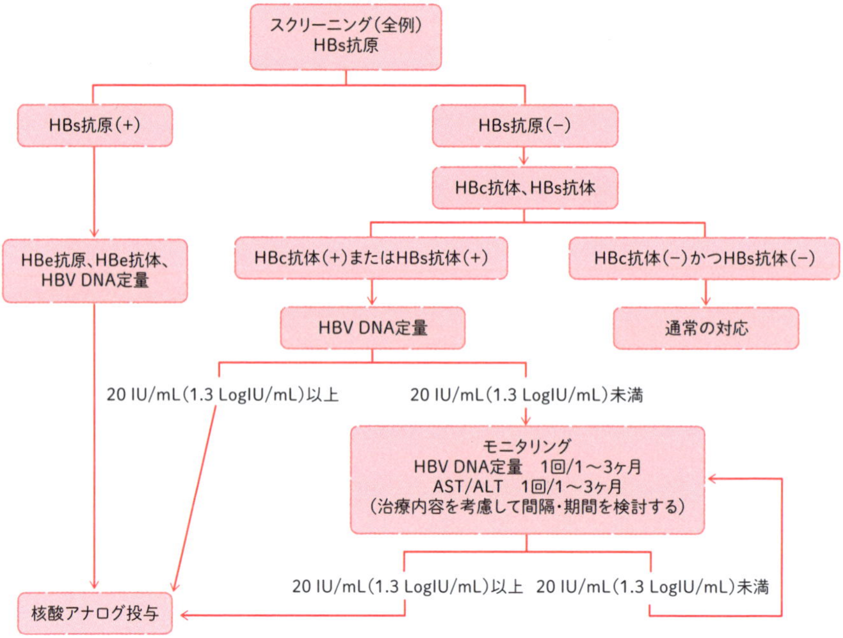

図 2-3　免疫抑制・化学療法より発症する B 型肝炎対策ガイドライン
＊補足・注釈を省略　実際に使用する際には、必ず原版の注釈を参照すること
日本肝臓学会 肝炎診療ガイドライン作成委員会 編「B 型肝炎治療ガイドライン（第 4 版）」2022 年 6 月 . P98-100
https://www.jsh.or.jp/medical/guidelines/jsh_guidlines/hepatitis_b.html（2024 年 7 月参照）

予防、もしくは治療できるもので患者が亡くなることは絶対に避ける必要があります。

検査部とも協力が必要ですが、**HBs 抗原だけでなく HBc 抗体・HBs 抗体の有無**を確認しているかどうかをまず確認しましょう。

その後、どちらかが陽性の場合は HBV DNA を確認し、**HBV DNA の定期的なモニタリング**を行いましょう。ここでモニタリングで異常が出た際に抜ける可能性があるのであれば、エンテカビルを入れておくほうが安全です。

抗がん剤治療終了から 12 ヶ月以上経過し、DNA 陰性が持続している場合はエンテカビルの投与を中止してモニタリングに切り替えます。

6 腎障害（TLS、出血性膀胱炎含む）

腎機能障害は抗がん剤治療において肝障害以上に気をつけるべきポイントです。まず、腫瘍そのものによる腎障害などが起こっていることもありますが、腫瘍を壊す際に「**腎機能が腫瘍崩壊に耐えられる**」ことが重要だからです。

「血管内脱水（胸水・腹水含む）」「アミノグリコシドやNSAIDsなどの併用」「腫瘍による高カルシウム血症による腎不全や腎後性腎不全」など**改善できる腎障害がないか**を考えながら治療を開始します。

● 腫瘍崩壊症候群

急性白血病や増殖速度の速い悪性リンパ腫では腫瘍を壊す際に**腫瘍崩壊症候群**が起こる可能性がありますが、致死的な腫瘍崩壊症候群を起こさせないように**補液を行うことが重要**となります。腫瘍崩壊症候群は急速に腫瘍細胞が死ぬ際に細胞内の核酸（尿酸のもと）・カリウム・リンなどが血中に出てきて、代謝バランスが崩れて腎不全、痙攣、心停止などを起こす疾患です。

治療開始前の腎機能は「血液疾患」では非常に重要であり、**血管内脱水やアミノグリコシド・NSAIDsなどの要素をできる範囲内で排除**し、安全に治療を行う必要がある。
腎機能を改善できる範囲で改善させ、タイミングを逸することなく抗がん剤治療に入る。

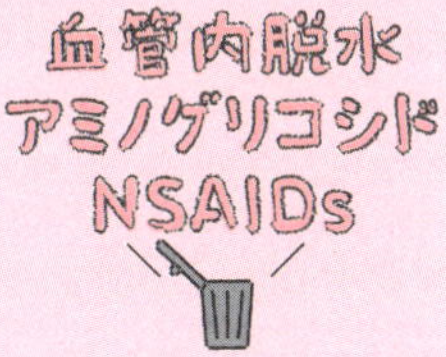

CHECK

腫瘍崩壊症候群は症候性になると腎機能の悪化（Cr は基準値の 1.5 倍以上）、不整脈、心停止、痙攣などが起きる。検査上は尿酸の上昇、カリウムの上昇、リンの上昇、カルシウムの低下が所見である。
血液内科医が寛解導入の際に大量の補液（通常は生理食塩水を 2L 以上）、利尿剤、尿酸合成阻害薬を用いる。

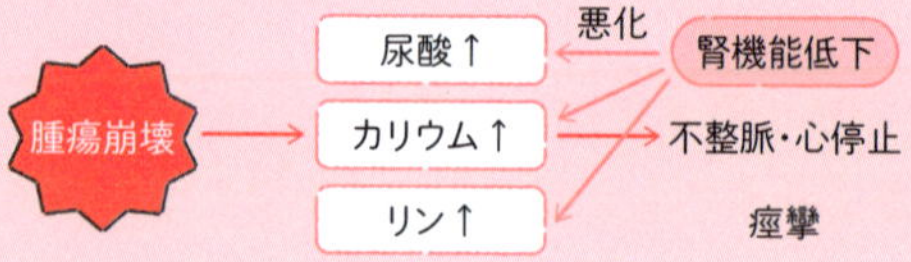

腫瘍崩壊症候群のリスクが非常に高い場合はラスブリガーゼ（尿酸分解酵素）を使用して治療を行います。

モニター管理、体重管理、in-out バランス管理（尿量測定）を行います。リスクが高い場合、8 ～ 12 時間ごとに採血をするとしていますが、このような対応をとったのは過去に数回しかありません（LDH 3,000 ～ 4,000 U/L 以上）。

以前は尿のアルカリ化も考えられていましたが、現時点では有用性は確認されていないため、pH を確認するのは大量メトトレキサート療法を使用するときのみです。

● 薬剤性腎障害・出血性膀胱炎

また、抗がん剤の一部には「薬剤性腎障害」を防ぐために大量補液が必要なものもあります。例えばメトトレキサートやシスプラチンなどのプラチナ製剤がそれです。

腎障害ではありませんが、出血性膀胱炎を防ぐために大量のシクロホスファミド（CHOP 療法などでは気にする必要はありません。せいぜい顕微鏡的血尿まで）やイホマイドではメスナ（代謝産物であるアクロレインと結合し膀胱を保護）を併用した大量補液（膀胱内に抗がん剤や代謝産物を蓄積させない）が必要になります。メスナはイホマイド大量を用いた時は 20%の用量を 1 日 3 回（投与時、4 時間後、8 時間後）で、シクロホスファミド大量療法（移植時）では40%の用量を1日3回（同様のタイミング）で実施します。

そしてこの大量補液を行うには心機能も重要になるので、厄介です。

出血性膀胱炎が生じた時は**凝血塊がある場合は通常は3-wayカテーテル**で膀胱洗浄などを行います。軽症の場合は飲水を励行し抗菌薬の処方を行います。

MEMO

腫瘍崩壊症候群の予防の基本は「大量補液・尿酸合成阻害・利尿剤」だが、状況により**ラスブリガーゼ**を使用する。
腫瘍崩壊症候群のリスクが高い場合、**モニター管理を行う他、体重管理・尿量管理**などを行う。

モニター管理
体重・尿量管理
ラスブリガーゼ

MEMO

大量補液
メスナ
→
出血性膀胱炎
の予防

メトトレキサートやシスプラチンの投与時は大量補液を行う。
出血性膀胱炎の予防に大量補液とメスナの投与を行う。
大量補液は膀胱内に抗がん剤や代謝産物が留まっている時間を短くするため。メスナは代謝産物の毒性を下げて出血性膀胱炎を予防する。
ICE療法などで使用する他、同種移植などの際にシクロホスファミド大量療法でメスナを使用する。

7 神経障害

神経障害はビンクリスチンなどのビンカアルカロイドの副作用として重要です。これは末梢神経障害として**手先・足先から徐々に神経障害が進行**する他、自律神経障害としての**便秘**などが生じます。

他に**シスプラチンなどのプラチナ製剤**が神経障害で重要です。ただ、ビンカアルカロイドが「軸索障害」が中心であり、末梢から徐々に進むのに対して、**プラチナ製剤は「細胞体障害」**が起こります。聴神経障害は**総投与量 300 〜 500 mg/m^2 で 50%に生じる**とされますが、突然生じます。徐々にではないのがポイントです。

他、ボルテゾミブが 39.1%で末梢神経障害が生じるとされていますが、静注から皮下注射に変わってからは頻度や重症度がかなり低下した印象です。使用されることが少ないですが、サリドマイドも神経障害が問題になり 37.8%に痺れなどが生じます。

あまり気にならないですが、ブレンツキシマブ　ベドチンやポラツズマブ　ベドチンも神経障害が副作用の中心とされています。

MEMO

神経障害は末梢神経障害・自律神経障害が問題になるが、**手足の痺れ・知覚鈍麻**から始まる。自律神経障害は多くの場合は、**便秘**になる。油断すると麻痺性イレウスになる患者もいる。
聴神経障害などが有名なシスプラチンは症状が急にくるため、**総投与量 300 mg/m^2** あたりからは症状に気をつける必要がある。

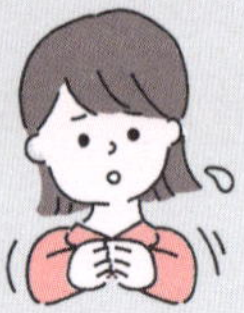

MEMO

ビンクリスチンは**総量で 12 mg/body を超えると神経障害が重症化**する率が上昇する。糖尿病を含めた末梢神経障害のある患者ではより早く重症化する。患者によっては後遺症になる。
「手足の力が入らない」「ボタンがはめられない」「箸がうまく使えない」などの訴えが出たら、速やかにビンクリスチンは減量すること。

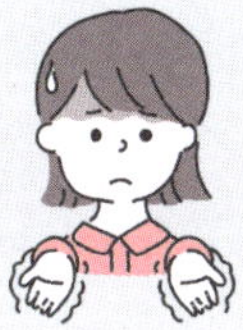

8 皮膚障害

皮膚障害の代表として「薬疹」があります。薬疹を起こしやすい抗がん剤としてベンダムスチン、モガムリズマブ、レナリドミド、チラブルチニブは押さえておきたいです。

薬疹は通常、**初回治療の day14 あたり**で薬疹が起きる患者では出てきます。抗アレルギー剤やステロイドを併用しながら継続することもありますが、粘膜病変（目や口の中など）を生じた場合は使用困難と判断して中止することが多いです。

次に脱毛があります。**脱毛は通常は抗がん剤投与の 2 〜 3 週間後に**抜け始めます。CHOP 療法などでは「次のコースが始まる少し前から抜け始めますので、そういうつもりでいてください」ということが多いです。髪質が変わることもありますが、全ての治療が終了すると 1 〜 2 ヶ月後くらいから生え始めます。

次に好中球が減少したタイミングで尋常性ざ瘡のような皮疹が背中、胸などの皮膚に出ることがあります。

最後に血液内科領域ではあまり見ませんが、たまに手足症候群を起こす患者がいます。これは手足のエポクリン汗腺から抗がん剤が分泌されて、紅斑や痛みなどが生じます。

MEMO

薬疹はどの薬剤でも出ますが、薬疹が問題になりやすい薬がいくつかある。
ベンダムスチン、モガムリズマブ、レナリドミド、ボスチニブ、チラブルチニブなど。
皮疹はだいたい 1 コース目の **day14 あたり（2 週間くらい）**で出ますので、そこで皮疹が出るかもしれないことは伝えておくと良い。

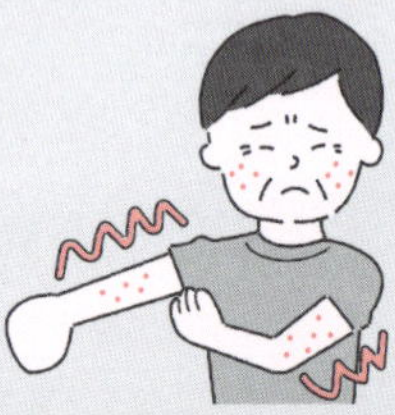

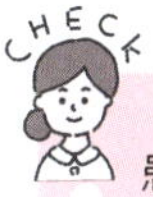

患者さんが気にする症状の１つである脱毛は多くの抗がん剤では**２〜３週間後**に出てくる。
基本的には**永久脱毛ではなく、治療が終われば生えてくる**。
なお、理論的には脱毛は起きないとされる薬でも髪の毛が抜けたという訴えは出るので、「通常は髪の毛は抜けないとされている」くらいの言い方が良い。

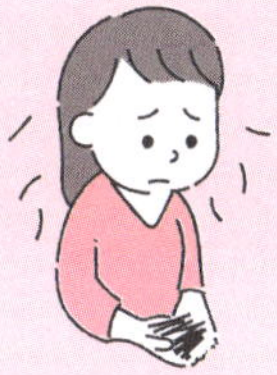

9 味覚障害（栄養障害含む）

味覚障害は致死的な副作用ではありませんが、かなり面倒な副作用です。まず、**味蕾が 10 日くらいで入れ替わる増殖の早い細胞**のため、細胞障害性の抗がん剤でダメージを受けやすいからです。

これについては治療が終われば回復することが多いですが、治療中は亜鉛などを補充しても（亜鉛は味蕾を作る材料）、結局抗がん剤でダメージを受けるのであまり改善しません。それでもできることとしてはポラプレジングなどの投与になります。

末梢神経障害の 1 つの症状として味覚異常が出ることもあります。抗がん剤治療ではないのですが、ビタミン B12 欠乏では味覚障害が出やすいです。

口腔粘膜炎や口腔カンジダなどで味覚がおかしくなることもあります。

また、最近の分子標的薬の中では味覚に影響を与えるものがあります。例えば**ツシジノスタット、タゼメトスタット**などです。特にタゼメトスタットでは味覚障害が 50％以上に出るので注意が必要です。

ツシジノスタットをはじめ QTc 延長を起こす薬剤で味覚障害が生じたときに、摂食不良から電解質異常を起こすと QTc 延長につながる可能性があるので注意します。

また、**口腔内や鼻腔への放射線照射も味覚や唾液腺障害のため摂食障害**につながります。

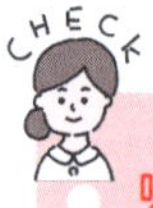

味覚異常はほぼ全ての細胞障害性抗がん剤で出現する副作用。
脱毛などと同様に**味蕾の細胞周期が早い**ことで起こるので、予防がしにくい副作用である。
できることは**口腔ケアとポラプレジングの処方**くらい。基本的には治療が終わる見込みのある場合は、味付けを濃くするなどして治療期間が終わるのを待つことになる。

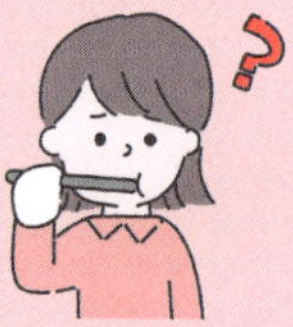

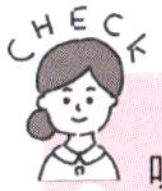

味覚障害の対策として

1. 口腔ケア

2. 亜鉛の補充

3. 味付けの工夫

などになる。味覚が回復するには治療が終わるまでは厳しいので、**「治療期間は工夫して乗り切りましょう」**というような話をしている。

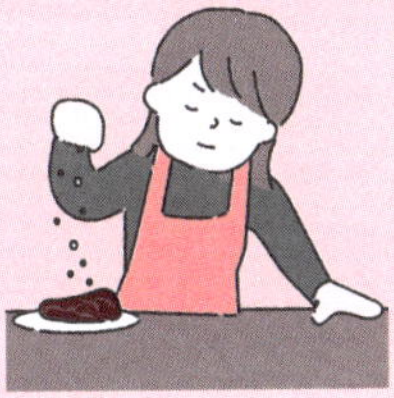

10 精神症状

血液内科領域で最も多く使われる精神症状を伴う薬はステロイドです。

ステロイドの精神症状として抑うつ気分、不安感のほか、投与量が多いとどうしても「不眠」は出てしまいます。ステロイドは朝起きるときに分泌され、寝る前には減る物質のため、**1日の必要量の何倍もの量が投与されると不眠になります**。

ステロイド精神病と言われる**「うつ」「せん妄・妄想・幻覚」はステロイド開始から2週間以内の発症が多い**とされていますので、投与量が多い患者で2週間以内におかしなことを言い出したら、ステロイドの有害事象という可能性も考慮する必要があります。

また、PTCLの治療薬である**ダリナパルシンではせん妄が約10%に**出るため、注意が必要です。

MEMO

ステロイドは多くの患者で**不眠の原因**になる。投与量がPSL 15 mg以上からは「不眠が起こるかも」と説明しておき、「薬の量が減れば改善するので、それまでは睡眠導入剤などをうまく使いましょう」と説明すると良い。

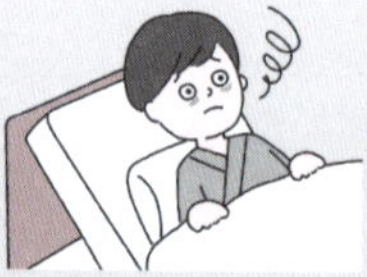

CHECK

ステロイド精神病は2週間以内が一つ注意するポイントだが、全身状態が悪い患者では「せん妄」も起きやすく、**不眠で昼夜逆転**した場合も起きやすい。それほど多く見るわけではないが、ステロイドの投与量の多い時期、投与初期には精神症状なども注意してみておく必要がある。

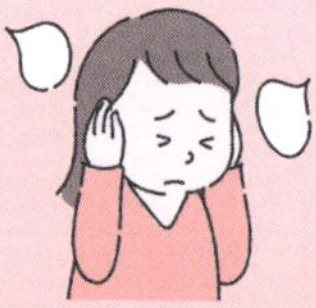

11 性腺機能障害

性腺機能障害は若年の患者さんの抗がん剤治療で気にするべきポイントです。

R-CHOP 療法、ABVD 療法、急性白血病の標準的な治療では一過性の機能障害で終わることが多いです。**男性の精子数は 2 ～ 3 ヶ月で低下し、1 ～ 3 年で回復する**とされています。

注意するべき治療は**高用量のアルキル化剤を使用する「移植前処置」、血液脳関門を通過する一部の薬剤**（血液精巣関門も通過する薬剤）などです。血液脳関門を通過する薬剤として重要なものは C-MOPP 療法や R-MPV 療法、CEPP 療法などで使用する**プロカルバジン**、日本では保険適用外ですが海外では中枢のリンパ腫に効果があるテモゾロミドなどは不妊のリスクが高いです。

他、精子保存・卵子保存、挙児希望の有無などを確認し対応をしていきます。

CHECK

若年のがん患者の抗がん剤治療では、まず**「挙児希望」**の確認をしよう。その後、この治療による**性腺機能障害のリスク**を考える。
R-CHOP 療法などでは不妊のリスクは低いとはいえ、10%程度はあり得る。挙児希望があれば、念のためでもタイミングを見て**精子保存を考慮**する。
急性白血病などタイミングが難しい場合は、リスクを説明し治療を開始する。

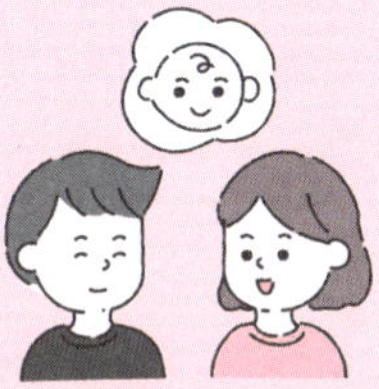

MEMO

プロカルバジン
移植前のアルキル化薬
テモゾロミド

「移植前処置」「R-MPV」などの中枢神経系のリンパ腫などを狙う治療に含まれる**プロカルバジンの不妊のリスクはかなり高い**ので注意を要する。
メトトレキサートは不妊のリスクは低く、大量シタラビンも通常は不妊のリスクは低め。

12 Infusion reaction

Infusion reaction は抗体医薬を中心に輸注後 24 時間以内に発症する急性期反応のことを言います。多くの場合は**抗体医薬が腫瘍に結合し、それに対する反応でサイトカインなどが放出されて起こる**と考えられています。

リツキシマブでは予防をしない場合に初回で 90%もの患者で見られましたが、2 回目以降は急速に減少するため、**腫瘍量との関連が示唆**されています。

1 コース目で infusion reaction がない場合は予防のステロイドは 2 コース目以降はなしとして、抗ヒスタミン剤+アセトアミノフェンで対応する、で十分でしょう。

Infusion reaction が起こりやすい薬剤は、抗がん剤が結合していない免疫を介して腫瘍を潰す抗がん剤です。**くしゃみや顔面紅潮、咽頭の不快感、悪心**などから始まり、**呼吸困難や発熱、皮膚の掻痒感**などのアナフィラキシー様反応が起こります。

治療は薬を一度止めて、ステロイドなどの投与を行います。アナフィラキシー様であればアドレナリン皮下注射なども検討しますが、多くの場合はステロイド+酸素投与で対応可能です。腫瘍量が多くて輸注がうまくいかない場合、1 日かけて抗がん剤をゆっくり静注するなどで対応できることもあります。

MEMO

Infusion reaction は**リツキシマブやダラツムマブなどの抗体医**薬で起こる急性輸注反応を言う。
一般にはくしゃみなどの前駆症状の後、**発熱や皮膚掻痒感**、重篤になると喉頭浮腫や喘息様反応による**呼吸困難、血圧低下などのアナフィラキシー様反応**が起きる。

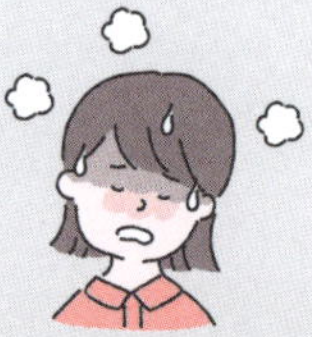

MEMO

治療は

1. 輸注を止める

2. **ステロイド**などの投与

3. 呼吸困難などを伴う場合は**酸素投与、アドレナリン**皮下注射

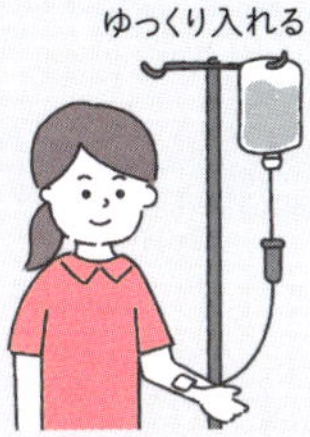

投与速度が速いと起こりやすいので、速度を守るとともに、どうしても起きてしまうようであればかなり速度を落とすというのも1つ。白血化した悪性リンパ腫に対して24時間かけてリツキシマブを入れたこともある。

13 血管外漏出

ドキソルビシンなど血管外に漏れると壊死を起こすような抗がん剤もあります。

表 2-3　壊死起因性抗がん剤一覧

分類	壊死起因性抗がん剤（vesicant drug）
アントラサイクリン系	ダウノルビシン（ダウノマイシン®） ドキソルビシン（アドリアシン®） リポソーマルドキソルビシン（ドキシル®） エピルビシン アムルビシン（カルセド®） ピラルビシン（ピノルビン®・テラルビシン®） ミトキサントロン（ノバントロン®）
ビンカアルカロイド系	ビノレルビン（ロゼウス®） ビンブラスチン（エクザール®） ビンクリスチン（オンコビン®） ビンデシン（フィルデシン®）

基本的には色のついている薬（**アントラサイクリン系抗がん剤**）の中でアクラルビシン（黄色）を除いたものと、**ビンカアルカロイド**が重要です。

壊死性抗がん剤の投与前にトイレを済ませ、投与中は動かないようにしてもらうことは重要で、点滴を取る部位も前腕の良い血管（できるだけ太い、よく見える血管）を選択して静脈路を確保します。

血管外漏出時は、速やかに**ヒドロコルチゾン 100 ～ 200 mg を局所麻酔薬**と混合し、漏出部位に広く皮下投与します。その後、**ストロンゲストのステロイド外用剤**を使用し症状が消失するまで継続します。

アントラサイクリン系抗がん剤の漏出時はデクスラゾキサンの投与を行います。

CHECK

抗がん剤の血管外漏出を起こさないように準備することが一番重要。
開始前にトイレを済ませるなどリスクを下げるようにする。
定期的に**血管刺入部の異常**がないか、**滴下速度に異常はないか**を確認。特に点滴が落ちないのでフラッシュするなどの対応はしないこと。あやしい場合は点滴を取り直す。

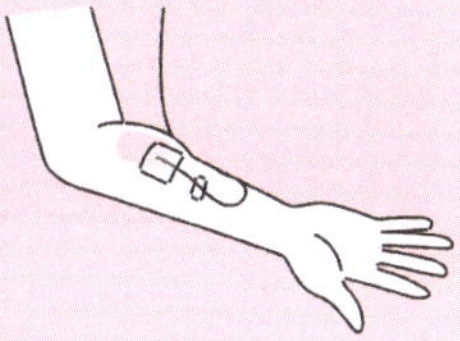

MEMO

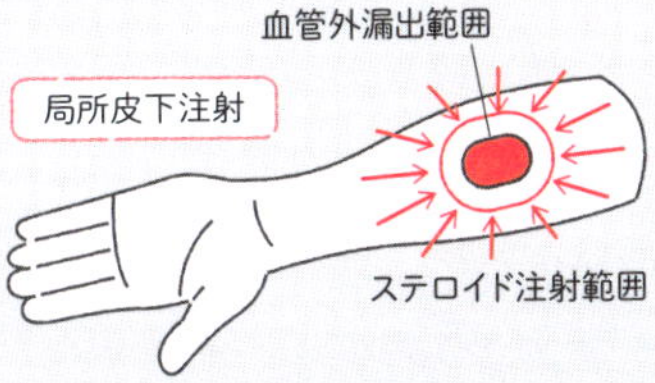

もし血管外漏出が起きた場合は、点滴を抜く際にできるだけ抗がん剤を吸引するが、できる範囲で良い。
できるだけ広がらないうちに、**ステロイドと局所麻酔薬を混合したものを漏出した部位の外側から、漏出部位に向けて皮下注射**する。
ドキソルビシンなどの場合は**デクスラゾキサン（サビーン®）**を用いることもある。

14 二次癌

長期生存する患者が増えてくると二次癌が問題になります。

実際に二次癌が問題になる治療は**同種造血幹細胞移植で移植後 5 ～ 10%** とされており、一般の集団と比較して **2 ～ 3 倍固形癌の発症頻度が高い**とされています。そのため、**LTFU（長期フォローアップ）外来**が行われています。

多発性骨髄腫の治療薬である**レナリドミド**も二次発癌が増えるとされていますが、固形癌は増えておらず、メルファランとの併用で**造血器悪性腫瘍の頻度**が増える可能性があります。

アルキル化剤やトポイソメラーゼⅡ（topo-Ⅱ）阻害薬、アントラサイクリン系抗がん剤による造血器悪性腫瘍の発症は知っておく必要があります。一般的にはアントラサイクリン系は総投与量依存的に二次がん患者が増えます。アルキル化剤は骨髄異形成症候群（**MDS**）**が先行し、発症までに 5 ～ 7 年の経過**があるとされます。一方で **topo-Ⅱ 阻害薬は MDS を経ずに 2 ～ 3 年で急性白血病**を発症することがあります。その頻度は数年の経過では 0.1％とするものもあります。累積発症率は 2 ～ 5% と比較的高くなりますが、高齢化の影響もあるので、骨髄腫や悪性リンパ腫の治療後に短期間に発症する MDS や AML に関して注意しておくと良いでしょう。

同種造血幹細胞移植後はがんの発症頻度が一般成人のグループより 2 ～ 3 倍高い。
そのため、再発を疑ってではなく「固形癌」などを疑い、がん検診を受けているかを確認するなど長期フォローアップ外来を行っている施設が多くなってきている。

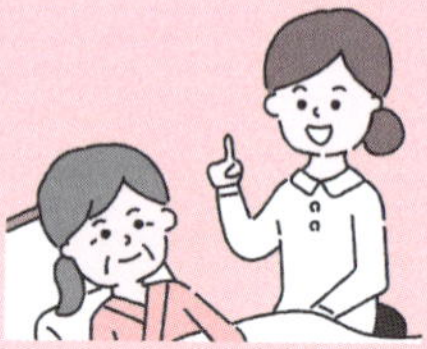

MEMO

アルキル化剤
エトポシド　→　数年後の
ドキソルビシン　AML/MDS

二次癌で抑えておくべきものは**多発性骨髄腫や悪性リンパ腫の治療後に出てくる急性骨髄性白血病や骨髄異形成症候群**である。
特にアルキル化剤やエトポシド、アントラサイクリン系抗がん剤を用いた時に**数年後に血球減少**が出てきた場合は気にしておく必要がある。

15 免疫関連有害事象

血液内科領域では現時点ではあまり使用されていませんが、免疫チェックポイント阻害薬（ニボルマブ・ペムブロリズマブ）があります。この両薬剤は再発難治ホジキンリンパ腫でのみ使用されます。

注意すべき副作用は**免疫関連有害事象**です。

がん細胞が免疫から逃げるメカニズムを抑えるわけですが、免疫寛容のメカニズムも抑えることになり、一部の患者で**「自己免疫疾患」のような病態**を発症することになります。

重症筋無力症、心筋炎・筋炎、1型糖尿病、間質性肺炎、免疫関連の胃腸障害、内分泌障害（自己免疫機序）など様々なものがあります。

最初に**自己免疫疾患の既往の有無は確認**する必要があり、これが寛解状態で治療をしていなくても、ニボルマブなどの投与で再燃・再発のリスクがあります。**間質性肺炎**などもスクリーニングしておく必要があります。

間質性肺炎や1型糖尿病などは急激に発症すると生命予後に関わるものもあるので、その対策は患者・家族とも練っておく必要があります。

また、**生ワクチン・不活化ワクチンを接種すると免疫反応が過剰に出る**ため注意が必要です。

免疫関連有害事象（irAE）は隠れた自己免疫疾患が出てくるような副作用。
ニボルマブなどの投与前には**自己免疫疾患・間質性肺炎などの既往の有無**を確実にチェックする。
ワクチンをうつ場合は免疫反応が強く出るため、**有害事象が強くなる**ことに気をつける。

免疫関連
有害事象（irAE）

隠れた自己免疫疾患
寛解していた
自己免疫疾患
が悪化する有害事象

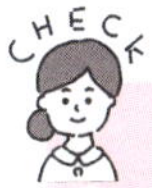

免疫チェックポイント阻害剤
投与前に
自己免疫疾患・間質性肺炎の既往をチェック
各内分泌機能・肝機能・腎機能などをチェック

irAE の重要な疾患として「間質性肺炎」「1 型糖尿病」「自己免疫性内分泌疾患」「筋炎」「大腸炎」「皮膚障害」などがある。

投与前に症状ではなく**検査値で判断**しないといけないもの、すなわち**各内分泌機能（甲状腺、副腎、下垂体など）・肝機能・腎機能**などを確認する必要がある。

16 その他

二重特異性抗体（BiTE 抗体）や CAR-T 療法による**サイトカイン放出症候群（CRS）、免疫エフェクター細胞関連神経毒性症候群（ICANS）**などの有害事象があります。

それぞれ免疫細胞が活性化した結果、IL-1 や IL-6 が急激に放出されて症状が起きます。

IL-6 を中心に放出され、**発熱、低血圧、低酸素血症、頻脈**などが起きる CRS ではトシリズマブが使用されることが多く、Grade2 以上では**トシリズマブ**の使用が必須になります。

ICANS は IL-1 などの放出が主体で、トシリズマブの有効性は低く、ステロイドの大量投与が必要とされています。

似たような副作用に **ATRA 療法や亜ヒ酸**を用いたときに起こる「**分化症候群**」があります。これも ATRA 療法などによって APL が分化する際に放出される種々のサイトカインによって起こります。**発熱、浮腫、呼吸困難**などが起きるため、ATRA 中止とステロイド投与が行われます。

MEMO

CRS → トシリズマブ
ICANS → ステロイド

BiTE 抗体や CAR-T 療法による CRS/ICANS はこれらの免疫細胞を用いた治療では特徴的な副作用と言える。
CRS では**トシリズマブ**使用のタイミングが重要になる。
ICANS は**ステロイドの大量投与**のタイミングが重要になる。ICANS でも発熱がある場合はトシリズマブを用いることもある。

CHECK

体重増加 浮腫 → 分化症候群の始まり

ATRA/ 亜ヒ酸による分化症候群も似たような副作用 / 合併症。
これについては CRS や ICANS と異なり、**白血球の動きや体重変化、浮腫**などである程度は予測可能なので、看護師の腕の見せ所かもしれない。重症化する前に見つけ出して、抑えてしまおう。

II

抗がん剤治療計画書

1 急性骨髄性白血病（AML）

2 急性前骨髄球性白血病（APL）

3 急性リンパ性白血病（ALL）

4 急性リンパ性白血病（Ph陽性ALL）

5 慢性骨髄性白血病（CML）

6 慢性リンパ性白血病（CLL）

7 骨髄増殖性腫瘍（MPN）

8 低悪性度リンパ腫（indolent lymphoma）

9 中悪性度リンパ腫（aggressive lymphoma）

10 高悪性度リンパ腫（very aggressive）

11 成人T細胞白血病・リンパ腫（ATLL）

12 末梢性T細胞リンパ腫（PTCLs）

13 多発性骨髄腫（初発MM）

14 多発性骨髄腫（再発難治MM）

15 骨髄異形成症候群(MDS）、再生不良貧血（AA）、特発性血小板減少性紫斑病（ITP）

1 IDA+AraC

●スケジュール

抗がん剤名	投与量	Day1	2	3	4	5	6	7	…
イダルビシン（IDA）	12 mg/m^2	↓	↓	↓					
シタラビン（AraC）	100 mg/m^2	→	→	→	→	→	→	→	

●特に注意すべき副作用とケアのチェックポイント

注意すべき副作用	起こりやすさ	発症時期と注意点
発熱性好中球減少症	約 80%	基本的に FN は起こると思って治療、いつ起こるかだけ
敗血症	8.7%	IDA+AraC は 8.7%、DNR+AraC は 4.9%
治療関連死亡	約 5%	寛解導入開始後 60 日以内の死亡（無効を含む）
腫瘍崩壊症候群	頻度不明	頻度不明だが、白血球 10 万以上なら注意

チェックリスト	確認内容
心エコー	急性心不全 1.9% あり、遅発性だけではない
予防内服	LVFX と抗真菌薬の予防内服を
体重測定	体重管理で水分管理を
発熱管理	常に FN が起こると考え、準備をすること
腫瘍崩壊症候群	十分な補液、尿酸合成阻害薬など

解説

■ 寛解導入療法　死亡率 5%

急性骨髄性白血病（AML）の治療で**最も難しい治療**（同種移植を除く）が「寛解導入療法」です。

死亡率は 5%（寛解に入らない症例含む）で、状態が悪いところから治療を開始するということもありますが、リスクの高い治療です。

■ 効果が弱い＝好中球 0 が続く

寛解導入療法は基本的に「白血病細胞優勢」の状況下で治療を開始し、**白血病細胞をできる範囲で駆逐し、正常な血球の回復を待つ**必要があります。

正常な血球が回復するためには白血病細胞が抗がん剤で減らないといけないので、効果が弱い（効かない）場合は**好中球がない状態（感染リスク高い＋感染している可能性が高い状態）**が持続します。

そのため死亡率が高くなります。

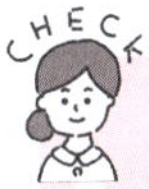

● **腫瘍崩壊症候群　感染症との戦い**

腫瘍細胞が多い場合は「**腫瘍崩壊症候群**」による死亡のリスクもあり、死ななくても腎機能の悪化などがあれば、その後の治療が大変になる。

そして**感染症との戦い**を続けながら、正常な血液の回復を待つ。

若年者では白血病の治療は時間が経てば経つほど死亡率が上昇する（50 歳未満だと診断から 5 日以上経過して治療を開始した患者の死亡率が高い）ため、**状態を改善させるためにも抗がん剤を開始する必要がある**。

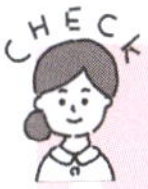

● **患者・家族の精神的ケアも**

また、患者さんも**精神的な受け入れが不十分な状態で治療に突入**する。いろいろな意味で最もリスクの高い、その代わりに改善したら一気に生存期間が延びる可能性が高い治療が「寛解導入療法」である。

発熱管理、体重管理、精神管理、患者家族のケアなどいろいろな面で対応していく。

看護のポイント

1. 好中球減少が強いため、発熱に対する対応がポイント。
2. 腫瘍崩壊症候群のリスクもあり、尿量やモニター管理、体重管理も重要。
3. 急性白血病という診断で動揺している患者・家族のメンタルケア。

2 MIT+AraC

●スケジュール

抗がん剤名	投与量	Day1	2	3	4	5	6
ミトキサントロン（MIT）	7 mg/m^2	↓	↓	↓			
シタラビン（AraC）	200 mg/m^2	→	→	→	→	→	

●特に注意すべき副作用とケアのチェックポイント

注意すべき副作用	起こりやすさ	発症時期と注意点
発熱性好中球減少症	66.4%	基本的に AML の治療では FN は起きる
敗血症	14.5%	地固め療法通して 14.5%

チェックリスト	確認内容
BNP など	心機能の悪化が疑われたら心エコー
発熱	常に発熱に注意して看護する
CT	必要があれば感染源精査で CT を
予防内服	必須ではないが、抗菌薬・抗真菌薬の内服を検討

解説

■ 予後良好群以外　多剤併用化学療法

AML の治療で完全寛解を達成した後、予後良好群を除いては**多剤併用化学療法**を行います。予後不良群ではこれらの治療を行っているうちに**同種移植**へ進みます。

20 年間で地固め療法中に再発した患者さんは 1 人しかいないので、治療中には再発はほとんどないと思います。

■ シタラビンの量 2 倍、5 日間

地固め療法は**シタラビンの量が 200 mg/m^2 と 2 倍**に増えて、期間が 5 日間の持続点滴になります。

すでに血球が回復しているので、治療強度を上げることができるわけです。基本的に**味方が優勢の状況で治療を開始**するので、抗がん剤の量が多くても **Day20 ～ 28** の間には血

球は回復してきます。

CHECK

● 発熱対策が管理の基本

管理の基本は発熱対応（FN の対応）である。寛解導入療法の死亡率は高い。地固め療法は普通に行えば管理可能である。

これは地固め療法２コース目以降も同様で、基本的には感染症管理をしっかり行い、発熱があれば血液培養を採取し、広域抗菌薬の投与を開始することが重要である。

CHECK

● 嘔気・下痢など

あとは生命に関わらないかもしれないが、一般的な**嘔気**や消化管粘膜障害による**下痢**などに対応していく。

ミトキサントロンは**尿の色**が青みがかった緑になったり、ダウノルビシンは赤くなったりするので、そういった予測される変化についても患者に伝えておくこと。

看護のポイント

1. 好中球は地固め療法は day24 頃から回復するが、好中球減少中の発熱に対する対応がポイント。
2. 感染リスクを減らすための口腔ケアなど。
3. 患者が入院に少し慣れてくるので、油断しないように発熱時などの対応を指導すること。

3 A-Triple V

●スケジュール

抗がん剤名	投与量	Day1	2	3	4	5	6	7	8	9	10	…
シタラビン（AraC）	200 mg/m^2	→	→	→	→	→						
エトポシド（ETP）	100 mg/m^2	↓	↓	↓	↓	↓						
ビンクリスチン（VCR）	0.8 mg/m^2								↓			
ビンブラスチン（VLB）	2 mg/m^2										↓	

●特に注意すべき副作用とケアのチェックポイント

注意すべき副作用	起こりやすさ	発症時期と注意点
発熱性好中球減少症	66.4%	基本的に AML の治療では FN は起きる
敗血症	14.5%	地固め療法通して 14.5%

チェックリスト	確認内容
BNP など	心機能の悪化が疑われたら心エコー
発熱	常に発熱に注意して看護する
CT	必要があれば治療前に確認
予防内服	必須ではないが、抗菌薬・抗真菌薬の内服を検討

解説

最後の地固め療法

AML の地固め療法（多剤併用群）の**最後の治療が A-Triple V** です。VP-16（エトポシド）、VCR（ビンクリスチン）、VDS（ビンブラスチン）の頭文字をとっています。他の地固め療法と大きく変わりはありませんが、少しスケジュールが違うので別で指示するようにします。

CHECK

● 短期的な便秘など

この治療はシタラビンの持続点滴だが、**エトポシドは持続ではない**ので注意が必要である。そして神経毒性のある２つの薬剤が入る。ただ、それほど量は多くないので、後遺症になることはない。**短期的な便秘**などの対応で十分である。

CHECK

● 発熱対応　輸血管理が基本

看護のポイントは**骨髄抑制・FN 対応**で変わりない。
繰り返しになるが、少しだけ便秘などの対応が必要となる。

CHECK

● 感染管理で基本的に OK

この治療が終われば、ひとまず治療は終了となる。**感染症の対応ができていれば、基本的には問題ない**治療なので、そのつもりで看護をお願いしたい。

看護のポイント

1. 好中球は地固め療法は Day24 頃から回復するが、好中球減少中の発熱に対する対応が重要。
2. 感染リスクを減らすための口腔ケアなども変わらず行う。
3. 神経毒性のある薬が入るので、便秘などの症状が出たら対応する。

4 HDAC

●スケジュール

抗がん剤名	投与量	Day1	2	3	4	5
シタラビン（AraC）	2 g/m^2 1 日 2 回	↓↓	↓↓	↓↓	↓↓	↓↓

●特に注意すべき副作用とケアのチェックポイント

注意すべき副作用	起こりやすさ	発症時期と注意点
発熱性好中球減少症	100%	必ず起こると考えて準備する
好中球減少 / 血小板減少	100%	ほぼ 0 になるため、感染対策 / 輸血対策を
消化管毒性	詳細不明	下痢の頻度が高いが詳細不明
小脳失調、傾眠、痙攣	頻度不明	出たら直ちに投与を中止する（まれ）

チェックリスト	確認内容
シタラビン前のステロイド	薬剤熱・皮疹などの予防をする
ステロイドの点眼	結膜炎の予防をする
予防内服	LVFX や抗真菌薬だけでなく、ST 合剤とアシクロビルも

解説

HDAC　予後良好群

AML の予後良好群（CBF 白血病）に対して、地固め療法として大量シタラビン療法（HDAC）を行います（基本的に 3 コース行います）。これで約 6 割の患者で無病生存が期待できます。

しかし、HDAC の方が骨髄抑制が強く、感染症などのリスクが高くなります。G-CSF を使用しないと Day35 以降に回復しますが、G-CSF を使用すると好中球は Day25 前後に上がるでしょう。

● 発熱管理とステロイド

HDAC を行うにあたって、一番の注意点は**骨髄抑制の対応・感染管理**だが、他にもいくつか重要な点がある。

HDAC を行うにあたりシタラビン投与前の**ステロイド**（発熱・皮疹予防）を投与すること、そして涙からもシタラビンが出てくるため、結膜炎予防で**ステロイド点眼**を行う必要がある。

また、間違えても HDAC を持続点滴にしないこと。血球が回復しなくなる。

● ST 合剤　アシクロビル

また、HDAC は悪性リンパ腫や急性リンパ性白血病でも HDAC は使用するが、**リンパ球もかなり減る**。そのため CD4 リンパ球減少も起きて、ニューモシスチス肺炎や帯状疱疹のリスクも上がる。

それらに対して **ST 合剤やアシクロビルの投与**を行う必要もある。

● HDAC　リンパ球も減る

ST 合剤は骨髄抑制を長引かせるリスクにもなる。

血球が回復してから、次の治療までは必ず飲ませるが、血球回復までは中止で良いと考える。

HDAC が含まれるとリンパ球も減るということだけ、頭の片隅に置いておくこと。

看護のポイント

1. 同種移植以外で最も治療強度の強い治療の1つ。骨髄抑制強く、感染症による死亡リスクが高いので発熱などに注意する。
2. 感染リスクを減らすための口腔ケア・下痢などの対応も注意。
3. 大量シタラビン療法はステロイド点眼や薬剤熱対策、リンパ球減少対策が必要なので理解しておく。

5 DNR+AraC+FLT3-i

●スケジュール

抗がん剤名	投与量	Day1	2	3	4	5	6	7	8	…	21	22
ダウノルビシン（DNR）	50 mg/m^2	↓	↓	↓	↓	↓						
シタラビン（AraC）	100 mg/m^2	→	→	→	→	→	→	→				
キザルチニブ（QUIZ）（14日間）	35.4 mg/body								↓	↓	↓	

●特に注意すべき副作用とケアのチェックポイント

注意すべき副作用	起こりやすさ	発症時期と注意点
発熱性好中球減少症	44%	基本的に起きると考えて治療
低カリウム血症	35%	Grade3 以上が 19%、QTc 延長に注意
QTc 延長	14%	Grade3 以上は 3%

チェックリスト	確認内容
心電図	治療前と Day8 に確認、Day8 で QTc 450 msec 以上なら投与延期
抗真菌薬の種類	CYP3A4 を強く抑える薬を使用している場合はキザルチニブは半量に
全身 CT	感染源精査を行う
予防内服	LVFX と抗真菌薬の予防内服を

解説

FLT3-ITD 変異　AML の予後不良因子

AML の**予後不良因子として FLT3-ITD 変異**というものがあります。基本的に同種移植に向かうのですが、この異常があると寛解に入っても**再発が早い**と言われています。

そのため良い状態で移植をするためには **FLT3-ITD 変異を抑える薬が入ると良い**わけです。

キザルチニブ　初発 AML の適用追加

欧米ではいくつかの薬剤がすでに使用されていますが、日本で 2023 年に**キザルチニブが FLT3-ITD 変異陽性 AML に対して初発時から適用追加**されました。

現在はAMLに関してはFLT3が陽性かどうかを確認し、陽性であればIDA+AraC(or DNR+AraC) の後、**Day8から14日間**投与します。

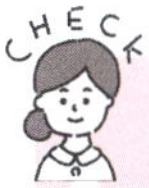

● 骨髄抑制長引く感染対策に注意

重要なことは2つで、**骨髄抑制が強くなる**こと（というか長くなる)。そのため感染リスクが上昇する。

それゆえ看護師は**発熱に対しての対応**、および**感染制御の対応**により力を入れる必要がある。

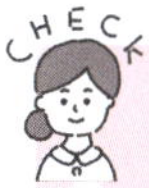

● Qtc 延長　致死的不整脈に注意

もう一つは**QTc延長**である。利尿剤などを多用することになるので、カリウムが下がりやすくなるが、低カリウムもQTcを延長する。キザルチニブはQTc延長を起こす薬剤のため、**致死的不整脈のリスク**がある。

日頃から**急変対処のトレーニング**をしておくことは重要である。

看護のポイント

1. 寛解導入療法であり、感染症による死亡リスクが高いので発熱対応注意。
2. QTc延長は致死的不整脈のリスクなので、モニター管理や急変対応もポイント。
3. 好中球減少が強い治療では口腔ケア・予防内服も重要。

6 HDAC + FLT3-i

●スケジュール

抗がん剤名	投与量	Day1	2	3	4	5	6	…	19	20
シタラビン（AraC）	3 g/m^2 1 日 2 回	↓↓		↓↓		↓↓				
キザルチニブ（QUIZ）	35.4 mg/body						↓	↓	↓	

●特に注意すべき副作用とケアのチェックポイント

注意すべき副作用	起こりやすさ	発症時期と注意点
血球減少	ほぼ 100%	ほぼ必発と思われる
QTc 延長	14%	Grade3 以上が 3%
発熱性好中球減少症	44%	基本的に起きると考えて治療

チェックリスト	確認内容
心電図	治療前と Day6 以降週 1 確認、Day6 で QTc 450 msec 以上なら投与延期
抗真菌薬	CYP3A4 を強く抑える薬を使用している場合はキザルチニブは半量に
予防内服	HDAC も入るので、ST 合剤やアシクロビルも考慮。ST 合剤は血球回復後

解説

■ シタラビン　3 g/m^2 に増量

FLT3-ITD という予後不良遺伝子異常を伴う AML にキザルチニブ併用化学療法が保険適用になったと書きました。地固め療法もキザルチニブが使用できますが、**この治療法ではシタラビンが 3 g/m^2 に増量され 3 日間**になっています。

■ 骨髄抑制が強い感染症管理が重要

私も執筆している現在、まだシタラビン 3 g/m^2 の治療を行ったことがないため、日本人での感覚は掴めていないのですが、基本的に 3 日間の大量シタラビン療法（HDAC）を行えば **Grade4 の骨髄抑制が出る**はずです。そのため発熱性好中球減少症を中心とした**感染症の管理**が重要です。

QTc延長に注意　リンパ球も減る

加えてキザルチニブによる**QTc延長**、おそらく**抗真菌薬がキザルチニブの代謝に影響する**可能性があるので、注意が必要です。

また、HDACを行うと必ずリンパ球も減少するため、**ST合剤やアシクロビルの予防投与も検討**する必要があります。ST合剤は血球が回復して次の投与まででで良いと思われます。

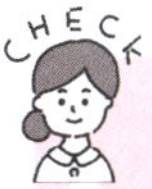

● 感染対応　急変対応

骨髄抑制が強くなるとされているので、**発熱・感染症に留意**するとともに、数例のQTc延長から致死的不整脈の報告があるため、**急変対応**を心がけておくこと。

QTc延長の起こる抗がん剤では急変リスクは念頭に置いておくのが重要である。

看護のポイント

1. 大量シタラビン療法であり、骨髄抑制も強いので発熱対応注意。
2. QTc延長は致死的不整脈のリスクなので、モニター管理や急変対応もポイント。
3. 好中球減少が強い治療では口腔ケア・予防内服も重要。

7 CAG 療法

●スケジュール

抗がん剤名	投与量	Day1	2	3	4	5	…	14
シタラビン（AraC）	20 mg/m²	→	→	→	→	→	→	→
アクラシノン（ACR）	14 mg/m²	↓	↓	↓	↓			
フィルグラスチム（G-CSF）	200 μg/m²	↓	↓	↓	↓	↓	↓	↓

●特に注意すべき副作用とケアのチェックポイント

注意すべき副作用	起こりやすさ	発症時期と注意点
発熱性好中球減少症	60 ～ 70%	FN は起こると思って治療
骨髄抑制	ほぼ 100%	Grade3 以上の骨髄抑制が起きる

チェックリスト	確認内容
心エコー	アクラシノンが入るので、心エコーは確認
CT	治療前の感染源評価

解説

■ G-CSF 併用　骨髄抑制は強い

CAG 療法や AVG 療法といった「**G-CSF プライミング**」を利用した治療は「骨髄抑制」以外の**「非血液毒性」が少ない**のが特徴です。

ただ、G-CSF を抗がん剤後から併用しても 2 週間ほど粘る必要があり、使用しないと初回治療は 3 ～ 4 週骨髄抑制が続くため、かなりしんどくなります。

■ 増殖の遅い AML の増殖を刺激

G-CSF のプライミングとは AML 細胞を G-CSF で刺激をして**増殖を促進させることで、抗がん剤の感受性を上げる**ことを目的としています。これによって「少量の抗がん剤」で効果が期待できるというのがメリットです。

抗がん剤の量が少ないので、非血液毒性は少ないのですが、G-CSF を併用するため好中球は減ります。

CHECK

FN は必発　感染管理

基本的には **FN は必発**のため、発熱に注意しながら経過を見る。シタラビンは朝晩 10 mg/m^2 の皮下注射でも良いのが、著者は持続点滴にしている。

皮下注射にできるので、シタラビンは点滴漏れしても大きな問題はない。

CHECK

心エコー・CT で感染源検索

治療開始前の準備として**心エコー**と、全身の**感染源精査**目的で CT を行う。

他に基礎疾患によって様々だと思われるが、標準治療ができなくて CAG 療法を行うタイプ（G-CSF 併用）であれば、次に登場した **VEN + AZA** の方が選択されるようになってきたと思う。

看護のポイント

1. 粘膜障害などは弱いが、骨髄抑制は強いので発熱対応注意。
2. 感染症管理がケアの中心であり、発熱対応がポイント。
3. VEN+AZA で治療をするケースが多くなるので、救援化学療法に使用された場合は寛解に入りにくい可能性があり、感染制御が困難になる可能性もあり注意。

8 VEN+AZA

●スケジュール

抗がん剤名	投与量	Day1	2	3	4	5	6	7	8	…	21	…
ベネクレクスタ（VEN）	100 mg	↓										
ベネクレクスタ（VEN）	200 mg		↓									
ベネクレクスタ（VEN）	400 mg			↓	↓	↓	↓	↓	↓	↓	↓	
アザシチジン（AZA）	75 mg/m^2	↓	↓	↓	↓	↓	↓	↓				

●特に注意すべき副作用とケアのチェックポイント

注意すべき副作用	起こりやすさ	発症時期と注意点
発熱性好中球減少症	42%	Grade3 以上が 42%
肺炎	23%	Grade3 以上が 20%
便秘	41%	Grade3 以上が 1%
腫瘍崩壊症候群	頻度不明	白血球数が多い時は、先に HU で減量する

チェックリスト	確認内容
心エコー	アザシチジンでも 1% に心不全あり
腫瘍崩壊症候群	白血球は 25,000/μL 未満まで持っていくことが推奨されている
CT	感染源精査は行っておく

解説

■ 高齢者 AML　80 代も可能

2021 年に VEN + AZA が使用できるようになってから、**80 代の AML** に対しての治療が非常に増えました。

それまではいくら非血液毒性が軽くても、血液毒性→感染症の影響で 80 代に積極的な治療は難しいとされてきました。VEN + AZA は**芽球が減った後の血球の回復が早く、非血液毒性も低いです**。そういう意味では VEN + AZA は素晴らしい治療だと思います。

■ Day21 で骨髄　G-CSF 使用

寛解導入療法の時点ではすでに各血球が減っていますので、治療によってさらに低下します。

しかし、Day21で骨髄検査を行い、芽球が十分に低下していた場合、G-CSFを使用して好中球の回復を促進します。20例ほど使用した印象では1～2週間くらいで回復すると思います。

CHECK

● 便秘・FN・TLSに注意

治療開始前に心エコーやCTは行うが、基本的にアザシチジンの便秘（ベネトクラクスの下痢がその後出る方もいる）以外は非血液毒性があまりない印象である。あえていうなら、少し味覚障害はあるかもしれない。

血液毒性とFN、初期のTLSを凌げると60～70%が寛解に入る。

CHECK

● 地固め療法　外来で可

地固め療法は通院できる患者であれば、外来で実施できる。骨髄抑制に対してベネトクラクスの内服期間の調整やG-CSFで十分に対応でき、1年程度は引っ張ることができるので延命すらできなかった高齢者AMLに光が差すような治療だと思う。

入院中は感染管理が重要である。

看護のポイント

1. 粘膜障害は弱く、骨髄抑制は既存の治療の中では弱い。ただし、寛解導入ではAMLで好中球が減っているので、発熱・感染に注意。口腔ケアなども気をつける。
2. 初期治療は腫瘍崩壊症候群にも注意。
3. 下痢・便秘のどちらもでるが、便秘が多い。排便状況などに注意する。

9 FLT3-i

●スケジュール

抗がん剤名	投与量	DayI	2	3	4	5	6	…
ギルテリチニブ（GIL）	120 mg/day	↓	↓	↓	↓	↓	↓	

●特に注意すべき副作用とケアのチェックポイント

注意すべき副作用	起こりやすさ	発症時期と注意点
血小板減少	25.20%	Grade3 以上が 22.8%
発熱性好中球減少症	46.70%	Grade3 以上が 45.9%
下痢	32.90%	Grade3 以上が 3.7%
QTc 延長	4.90%	QTc 450 msec 以上は 30%

チェックリスト	確認内容
心電図	定期的な心電図、および電解質（K、Mg）チェック

解説

■ キザルチニブ・ギルテリチニブ

FLT3 阻害薬はすでに出ている**キザルチニブ**の他、**ギルテリチニブ**があります。

どちらも FLT3 変異陽性再発・難治 AML では適応がありますが、**ギルテリチニブは FLT3-ITD 変異、FLT3-TKD 変異の両方**に適用があります。

■ QTc 延長　心電図・電解質

FLT3 阻害薬はどちらも **QTc 延長**が問題となるため、定期的な**心電図検査や電解質管理**が必要です。

低カリウムになるくらいなら、カリウムは 5 mEq/L くらいの方が管理しやすいと思われます。

■ CR ＋ CRi 34％　有害事象は軽度

FLT3 変異陽性の Blast の割合による影響が大きいと思いますが、**完全寛解**（血球の不十分な回復を含む）が **34.0%** と対象群の 15.3%より高く、**有害事象が軽い**ため患者によっては大きなメリットがあります。

全生存期間は 9.3 ヶ月と対象群の 5.6 ヶ月よりも有意に延長しました。

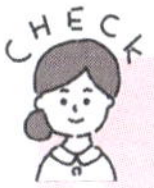

● 入院中はモニター 心電図チェック　感染管理

最初は入院することが多いと思うが、軌道に乗った場合は外来治療が主体になる。

入院中は **QTc の変化、モニター管理**などを中心に **FN などの感染症管理**が重要になる。

看護のポイント

1. 粘膜障害などは弱いが、下痢は出る。
2. 寛解に入るまでは AML で好中球が減っているので、発熱に注意。
3. QTc 延長のリスクがあるので、動悸や失神などに注意。

1 ATRA 単剤

●スケジュール

抗がん剤名	投与量	Day1	2	3	4	…	60
トレチノイン（ATRA）	45 mg/m^2	→	→	→	→	→	→

●特に注意すべき副作用とケアのチェックポイント

注意すべき副作用	起こりやすさ	発症時期と注意点
分化症候群	5～25%	白血球が増加するタイミング、体重などの動きに注意
播種性血管内凝固	100%	正確には副作用ではなく、原疾患の影響

チェックリスト	確認内容
胸部単純写真	分化症候群前の基準として
体重の推移	体重が増加傾向であれば分化症候群を起こす可能性が高い
出血傾向	フィブリノゲンを 150 mg/dL 以上に維持するように
心エコー	FFP 輸血が多くなるので、心機能は重要

解説

■ ATRA 登場　出血死が 5％に減少

ATRA（All Trans Retinoic Acid）はビタミン A の誘導体で、APL 細胞を播種性血管内凝固（DIC）を起こさずに細胞死（アポトーシス）させることができます。

ATRA が出るまでは激しい DIC を起こしながら治療を行うため、出血死のリスクが高い疾患とされてきましたが、治療開始から 30 日以内の出血死が 4.7％まで減りました。ATRA もある意味では分子標的療法であると言えます。

■ APL →分化が停止　ATRA →分化させる

APL は PML-RARA（APL 全体の 95％）という遺伝子異常のため、前骨髄球レベルで分化（成長）が止まることで起こる疾患です。

ATRA はこの成長停止の壁を越え、分化させることで自然な細胞死にもっていきます。

■ 分化症候群　発熱・呼吸困難・体重増加

しかし、大量の腫瘍細胞が一斉に分化するとさまざまなサイトカインが放出され、生命の危機につながることがあります。

これを分化症候群と呼び、発熱・呼吸困難（非心原性肺水腫）・浮腫・胸水・体重増加・低血圧などの症状が出現します。

後で出てくるサイトカイン放出症候群と同じようなものと言ってよいでしょう。

■ 分化症候群の治療　ATRA 中止＋ステロイド

この分化症候群も死亡率が 3% 程度あるため、分化症候群の兆候を認めたら、ATRA 中止及び DEX 10 mg を 1 日 2 回、状況により mPSL pulse 療法などを行います。

次ページの ATRA+Chemo については分化症候群と DIC（出血）のバランスをとる治療と言えます。

看護のポイント

1. 寛解導入療法時は出血リスクと分化症候群のリスクを考える。
2. 分化症候群に注意（寛解導入が終わるまで、体重の動き・発熱・呼吸状態に注意）。
3. 出血死のリスクも高いので、出血症状にも注意。

2 ATRA+Chemo

●スケジュール

抗がん剤名	投与量	Day1	2	3	4	5	6	7	…	60
トレチノイン（ATRA）	45 mg/m^2	→	→	→	→	→	→	→	→	→
イダルビシン（IDA）	12 mg/m^2	↓	↓	(↓)						
シタラビン（AraC）	100 mg/m^2	→	→	→	→	→	(→)	(→)		

●特に注意すべき副作用とケアのチェックポイント

注意すべき副作用	起こりやすさ	発症時期と注意点
分化症候群	5～25%	白血球が増加するタイミング、体重などの動きに注意
播種性血管内凝固	100%	正確には副作用ではなく、原疾患の影響
好中球減少	100%	基本的に AML の寛解導入療法と同じ

チェックリスト	確認内容
胸部単純写真	分化症候群前の基準として
体重の推移	体重が増加傾向であれば分化症候群を起こす可能性が高い
出血傾向	フィブリノゲンを 150 mg/dL 以上に維持するように
心エコー	FFP 輸血が多くなるので、心機能は重要＋イダルビシン前の心機能評価

解説

■ WBC ≧ 3,000　IDA 2 日、AraC 5 日

ATRA+Chemo は白血球が 3,000/μL から 10,000/μL（or APL 細胞＞ 1,000/μL）であれば実施されます。この場合は **IDA 2 日とシタラビン 5 日**で抗がん剤を併用して行います。

DIC と分化症候群のリスクを分散させているような状態と言えます。

■ WBC ≧ 10,000　IDA 3 日、AraC 7 日

APL は白血球はあまり増えていないケースが多いですが、**白血球が 10,000/μL を超えている場合は IDA 3 日、シタラビン 7 日**の通常の寛解導入療法のレジメンで実施します。

当然ながら**感染リスク**はあるので、発熱に注意する必要があります。

CHECK

出血予防　rTM も検討

ATRA 単独投与よりは **DIC が激しくなる**ため、血小板や FFP の投与量が増える。**リコンビナント　トロンボモジュリン（rTM）**を併用することで、このリスクは下がると思われる。医師や医局の方針で補充療法のみで粘る施設もあるかもしれないので、いずれにせよ**出血予防**にも力が入る。

CHECK

呼吸困難・発熱注意　ここが一番重要

FFP の投与量が増えると水分負荷が多くなり、**輸血の負荷によるものか分化症候群かわかりにくくなる**ため、分化症候群の兆候が他にないか（発熱も感染症なのか、分化症候群かわかりにくいこともある）、気を引き締めて治療を行う必要がある。なぜなら、**この治療を無事に終えれば 8 割の人は治る**からである。

看護のポイント

1. 寛解導入療法時は出血リスクと分化症候群のリスクを考える。
2. 分化症候群に注意（寛解導入が終わるまで、体重の動き・発熱・呼吸状態に注意）。
3. 出血死のリスクも高いので、出血症状にも注意。
4. IDA+AraC が入るので AML の寛解導入療法と同じ看護ケアも同時に行う。

3 ATRA+ATO

●スケジュール

抗がん剤名	投与量	Day1	2	3	4	5	6	7	…	60
トレチノイン（ATRA）	45 mg/m^2	→	→	→	→	→	→	→	→	→
ATO（三酸化二ヒ素：亜ヒ酸）	0.15 mg/kg	↓	↓	↓	↓	↓	↓	↓	↓	↓

●特に注意すべき副作用とケアのチェックポイント

注意すべき副作用	起こりやすさ	発症時期と注意点
分化症候群	19%	重症は 6%
QTc 延長	46.1%	重症の QTc 延長は少ない
白血球増加	47%	10,000/μL を超えたら HU 2,000 mg/day を開始

チェックリスト	確認内容
胸部単純写真	分化症候群前の基準として
体重の推移	体重が増加傾向であれば分化症候群を起こす可能性が高い
出血傾向	フィブリノゲンを 150 mg/dL 以上に維持するように
心エコー	FFP 輸血が多くなるので、心機能は重要
心電図・電解質	心電図は週 1 確認．カリウムとマグネシウムの補充を検討
血算	白血球が 10,000/μL を超えたらハイドロキシウレア

解説

ATRA + ATO　EFS 90%以上

再発難治 APL に対して保険適用がある亜ヒ酸（ATO）ですが、世界では白血球 10,000/μL 未満の APL を対象に ATRA + ATO という治療が行われています。

ATRA + ATO は血液毒性がほとんどなく、維持療法なしで無イベント生存率が 90%以上という成績を誇る治療です。

分化症候群　QTc 延長

ATRA + ATO を理解できれば、ATO は対応できますので、ATRA + ATO について記載します。

ATRA + ATO は**分化誘導を行う 2 つの薬剤の併用療法**になります。そのため白血球が増加し、**分化症候群**を起こします。

また、ATO の有害事象として **QTc 延長**があるため、その対応をする必要があります。

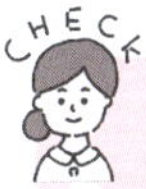

● 分化症候群　HU とステロイド

白血球増加に関しては**白血球が 10,000/μL** を超えたら、分化症候群の予防のためにヒドロキシカルバミド（ヒドロキシウレア：HU)）を 2,000 mg で開始する。また、**分化症候群の予防**として PSL 0.5mg/kg か DEX 2.5 mg/m^2（だいたい DEX 3.3 mg/body）を朝、夕で投与する（Day15 くらいまで）。

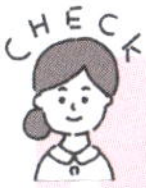

● QTc 延長　K/Mg 補充を

QTc 延長に関しては、この初回治療では FFP の投与や補液で利尿剤の使用が増える。そうするとカリウムが自然と下がりやすくなり、QTc も延びやすくなる。そのため、あらかじめ**カリウムやマグネシウムを補充**しながら寛解導入をかけるとリスク回避になる。

他は、ATRA と同じ観察項目で大丈夫である。

看護のポイント

1. 寛解導入療法時は出血リスクと分化症候群のリスクを考える。
2. 分化症候群に注意（寛解導入が終わるまで、体重の動き・発熱・呼吸状態に注意）。
3. 出血死のリスクも高いので、出血症状にも注意。
4. QTc 延長に注意し、モニター管理や動悸や失神などの症状にも注意。

1 JALSG202-O 寛解導入

●スケジュール

抗がん剤名	投与量	Day1	2	3	…	8	9	10	11	12	13	14	15	16	17	18	19	20	21	22
シクロホスファミド（CPA）	1,200 mg/m²	↓																		
ダウノルビシン（DNR）	60 mg/m²	↓	↓	↓																
ビンクリスチン（VCR）	1.3 mg/m²	↓				↓							↓							↓
L-アスパラギナーゼ（L-ASP）	3,000 U/m²						↓		↓		↓			↓		↓		↓		
プレドニゾロン（PSL）	60 mg/m²	↓	↓	↓	↓	↓	↓	↓	↓	↓	↓	↓	↓	↓	↓	↓	↓	↓	↓	漸減開始

●特に注意すべき副作用とケアのチェックポイント

注意すべき副作用	起こりやすさ	発症時期と注意点
好中球減少・血小板減少	ほぼ100%	原疾患で最初から減少している
神経障害・イレウス	頻度不明	神経毒性が強いため注意
アナフィラキシー	頻度不明	稀にL-アスパラギナーゼでアナフィラキシーあり
凝固障害	頻度不明	L-アスパラギナーゼ投与中は適宜FFPを輸血
高血糖	頻度不明	PSL投与中は血糖の動きにも注意
急性膵炎	稀	稀だが起こると致死的

チェックリスト	確認内容
心エコー	ダウノルビシン前の心機能チェック
血糖値	高血糖に注意、糖尿病のある患者ではPSLの減量を考慮
CT	感染源精査、肝臓や膵臓の事前データ

解説

■ JALSG202-O　L-アスパラギナーゼ

日本成人白血病研究グループ（JALSG）のALLの治療レジメンのうちすでに論文化されているのはJALSG202-Oであり、これを掲載します。

シクロホスファミドやダウノルビシン、プレドニゾロン、ビンクリスチンといったリンパ系腫瘍の重要ドラッグに加えて、**L-アスパラギナーゼ**という高悪性度リンパ系腫瘍のkey drugを併用した治療です。

■ 発熱・感染症　腸閉塞

ポイントは初回治療であり血球減少がある状態から開始されるので、**発熱・感染症対応**が重要になります。

さらにPSLが毎日入るため、発熱がマスクされてしまうことも問題になります。

また、ビンクリスチンが毎週入るため、**神経毒性・腸閉塞**にも注意が必要です。

■ 凝固障害必発　FFP適宜輸血

ここで重要なのはL-アスパラギナーゼの副作用対応です。この薬は必ず**凝固障害**が起きます。アスパラギンを枯渇させてリンパ系腫瘍を殺しますが、体内のアスパラギンがなくなるとフィブリノゲンなども作れなくなります。そのためFFPの輸血が必須になります。

また、**高アンモニア血症・急性脂肪肝・アナフィラキシー**など症状は多彩です。

● 急性膵炎　腹痛にも注意

L-アスパラギナーゼの致死的副作用に**急性膵炎**がある。著者も数例経験しているが、発症して当日～翌日のうちに死亡した例もあった。

寛解導入時にかなり注意深く症状を確認していたところ、腹痛が出た患者がいた。CTで急性膵炎の所見があり、DIC用量でナファモスタットなどを加えたところ、急性膵炎の出だしで抑えられたのか1人救命できた。イレウスのこともあるが、**腹痛にも注意**してほしい。

看護のポイント

1. 好中球減少があるため、感染症・発熱管理に注意。
2. 初回治療であり腫瘍崩壊症候群にも注意（体重・尿量）。
3. L-アスパラギナーゼ投与中のアナフィラキシー・腹痛などに注意。
4. ビンクリスチンの神経障害にも注意。

2 JALSG202-O C-1

●スケジュール

抗がん剤名	投与量	Day1	2	3	4	5	…	21
エトポシド（ETP）	100 mg/m²	↓	↓	↓				
シタラビン（AraC）	2,000 mg/m²	↓↓	↓↓	↓↓				
デキサメタゾン（DEX）	40 mg/body	↓	↓	↓				
髄注（メトトレキサート＋デキサメタゾン）（MTX ＋ DEX）	MTX 15 mg DEX 4 mg	↓						

●特に注意すべき副作用とケアのチェックポイント

注意すべき副作用	起こりやすさ	発症時期と注意点
好中球減少	100%	Day7 ～ 10 から注意
血小板減少	100%	Day10 くらいから注意

チェックリスト	確認内容
シタラビン（AraC）前のステロイド	薬剤熱・皮疹などの予防をする
ステロイドの点眼	結膜炎の予防をする
血糖値	デキサメタゾンの投与時は高血糖に注意

解説

■ 大量シタラビン　骨髄抑制強い

ALL の地固療法 1 コース目として**大量シタラビン**を含んだこの治療が行われることがあります（今後も改良されていきます）。

骨髄抑制が強い治療ですが、そこに気をつければ概ね普通の白血病の治療です。

● 発熱に注意　G-CSF

好中球がほぼ 0 になり、血小板も数回は輸血が必要になる。しかし、それは織り込み済みで治療を行う。

発熱に注意するべきタイミングが好中球 500/μL 未満に減っている Day8 ～ 17 くらい。好中球が減り出した時には G-CSF が入っていると思うが、できるだけ早めに回復させる。

● 投与前のステロイド　ステロイド点眼

シタラビン大量療法を用いる治療では、1 日 2 回の**投与前にヒドロコルチゾン**などの投与を行う。また、シタラビンが涙にも出てくるため、結膜炎予防で**ステロイドの点眼**を 1 日 4 ～ 6 回程度行う。

● 血球減少と高血糖に注意

あとはデキサメタゾンによる高血糖値に注意しておけば大丈夫だろう。

血球減少と高血糖に注意する普通の治療である。

看護のポイント

1. 大量シタラビン療法で好中球減少がかなり強いため、感染症・発熱管理に注意。
2. 大量シタラビン療法のステロイド点眼（全身投与は DEX で OK）を忘れずに行ってもらう。
3. DEX 投与中の血糖値に注意。

3 JALSG202-O C-2

●スケジュール

抗がん剤名	投与量	Day1	2	3	…	15	16	17	…	21
メトトレキサート（MTX）	3,000 mg/m^2	↓				↓				
ビンクリスチン（VCR）	1.3 mg/m^2	↓				↓				
メルカプトプリン（6MP）	25 mg/m^2	↓	↓	↓	↓	↓	↓	↓	↓	↓
髄注（メトトレキサート＋デキサメタゾン）（MTX ＋ DEX）	MTX 15 mg DEX 4 mg	↓				↓				

●特に注意すべき副作用とケアのチェックポイント

注意すべき副作用	起こりやすさ	発症時期と注意点
粘膜障害	頻度不明	ロイコボリンレスキューや口腔ケアをしっかりと
腎障害	頻度不明	輸液、尿のアルカリ化などをきちんと行う
肝障害	頻度不明	薬剤性肝障害は多いが改善する
好中球減少	頻度不明	頻度は少ないが注意。G-CSF は MTX が消えてから開始

チェックリスト	確認内容
尿酸合成阻害薬	6-MP の分解を遅らせ、副作用が強く出るので中止
ST 合剤	3 日前から MTX が体内から消失するまでは中止
尿のアルカリ化	pH 7 以上に維持
フロセミド禁止	利尿剤はアセタゾラミド
尿量を確保	尿量は 2,000 mL/day 以上は最低でも確保
胸水・腹水の有無	MTX の血中濃度が遷延する

解説

■ 大量 MTX　骨髄抑制は弱い

地固療法 2 コース目は**大量 MTX** を含んだ治療になります。

これが 2 週ごとに入りますが、普通に行えば**骨髄抑制はそれほど強くありません**。胸水があるなど MTX の血中濃度が消えないような状況を作っていなければ大丈夫でしょう。

ST 合剤と尿酸合成阻害薬中止

ただ、大量 MTX を行うための対応をきちんと行うことで、患者のダメージが大きく変わります。患者ごと、もしくは対応ごとで大きく状況に差が出ます。

その注意事項は**治療開始前の ST 合剤中止、尿酸合成阻害薬中止**から始まります。

大量補液＋尿アルカリ化　ロイコボリンレスキュー

次に**大量補液＋尿のアルカリ化**を行います。MTX を腎臓の尿細管に詰まらせなくするために重要な処置です。

そして**ロイコボリンレスキュー**を適宜行い、早ければ 72h 前後、遅くとも 120h くらいで MTX が血中から消失します。

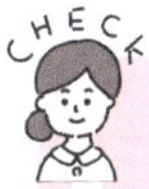

● 粘膜障害（口内炎）　口腔ケアしっかり

大量 MTX は**粘膜障害**、特に口内炎がひどくなりやすい。**口腔ケア**などもきちんと行い、治療の継続に支障が出ないように注意していくこと。

看護のポイント

1. 大量メトトレキサート療法の尿量管理・尿のアルカリ化などのチェック。
2. 粘膜障害が出やすいので、口腔ケアがポイント。

4 JALSG202-O C-3

●スケジュール

抗がん剤名	投与量	Day1	…	8	…	15	…	22	…	29	…	33	…	36	…	40	41	42
ドキソルビシン（DXR）	30 mg/m²	↓		↓		↓												
ビンクリスチン（VCR）	1.3 mg/m²	↓		↓		↓												
デキサメタゾン（DEX）	10 mg/m²	↓	↓	↓		↓	↓	↓										
シクロホスファミド（CPA）	1,000 mg/m²									↓								
シタラビン（AraC）	75 mg/m²									↓	↓	↓		↓	↓	↓		
メルカプトプリン（6MP）	60 mg/m²									↓	↓	↓	↓	↓	↓	↓	↓	↓
髄注（メトトレキサート＋デキサメタゾン）（MTX ＋ DEX）	MTX 15 mg DEX 3.3 mg	↓								↓								

●特に注意すべき副作用とケアのチェックポイント

注意すべき副作用	起こりやすさ	発症時期と注意点
好中球減少	100%	Day29 以降のところで好中球 0 になったら抗がん剤中止
血小板減少	100%	同上だが、血小板は適宜輸血

チェックリスト	確認内容
心エコー	BNP などの上昇があれば確認しておく
血糖値	デキサメタゾン（DEX）投与中は注意
尿酸合成阻害薬	6-MP の分解を遅らせ、副作用が強く出るので Day29 以降は中止

解説

■ 長期戦　好中球 0 になる

ALL の治療の中間にあたりますが、re-induction therapy と言われている多剤併用化学療法のフェイズです。

この治療は**長期戦**であることと、**確実に好中球がほぼ0**になるため感染に注意してください。

■ Day29以降　好中球0になったらChemo中止

Day29の前にも好中球減少は起きていますが、G-CSFで回復させておきます。**Day29以降の治療で好中球が0になったら、抗がん剤を中止**し、G-CSFで回復させるという記載になっています。素直に0になるまで頑張ると重症感染が増えるので、**100/μL未満くらいで中止**することが多いです（それで再発が増えたことはありません）。

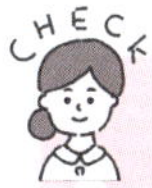

● 神経障害・イレウス　高血糖にも注意

好中球減少以外は最初の治療と異なり特殊な薬が少ないので、ビンクリスチンの**神経障害・麻痺性イレウス**とステロイドによる**高血糖**に注意する。

尿酸合成阻害薬を使用している場合は、Day29以降は一旦中止する。

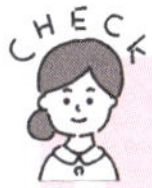

● Day29は無理せず少し延期もあり

抗がん剤の中止から1週間後くらいに好中球は上がり始める。

合併症（特に感染）を併発してDay29の投与が難しいようであれば、**無理せずに少しタイミングをずらしたり**することもある。Day29がずれなくて良いように合併症をコントロールするのが大事。

看護のポイント

1. Day29以降の好中球減少がかなり強いため、感染症・発熱管理に注意。
2. 神経障害や便秘・腸閉塞のリスクもあるため、便秘の訴えにも注意。
3. DEXが長期間続くため、糖尿病患者では高血糖に注意。

5 HyperCVAD

●スケジュール

抗がん剤名	投与量	Day1	2	3	4	…	11	12	13	14	…	21
シクロホスファミド（CPA）	300 mg/m^2	↓↓	↓↓	↓↓								
ビンクリスチン（VCR）	1.4 mg/m^2 (max 2 mg)				↓		↓					
ドキソルビシン（DXR）	50 mg/m^2				↓							
デキサメタゾン（DEX）	40 mg/body	↓	↓	↓	↓		↓	↓	↓	↓		

●特に注意すべき副作用とケアのチェックポイント

注意すべき副作用	起こりやすさ	発症時期と注意点
好中球減少	ほぼ 100%	発熱時は速やかに広域抗菌薬を開始
血小板減少	ほぼ 100%	適宜血小板輸血
発熱性好中球減少症（感染症）	72%	Grade3 以上が 69%
末梢神経障害	9%	Grade3 以上が 3%、実臨床では 2、3 コース目がポイント
高血糖	63%	Grade3 ～ 4 が 60%

チェックリスト	確認内容
心エコー	ドキソルビシンが入るため
糖尿病	DEX 40 mg の 4 日間で血糖値が急上昇（500 mg/dL 以上）することもある
感染源精査の CT	CT で感染源は事前に確認
神経毒性	日本人は 4% 以上に出る。後遺症になる可能性あり

解説

■ 高齢者も減量で実施可能

HyperCVAD/HD-MTX-AraC 交代療法は急性リンパ性白血病の標準治療の 1 つです。アメリカを中心に標準治療とされていますが、日本の JALSG では BFM 骨格の標準治療を行っています。

こちらの方が治療スケジュール的には少し楽な印象もあります。また、少し減量すれば 70 代前半までは対応できます。

CHECK

● 血球減少　発熱に注意

初発時は**好中球減少や血小板減少**があるが、2回目以降はそれほど血球減少には苦しまない可能性が高い。輸血は血小板数が十分にあれば1～2回で済むと思う。FNの頻度も多いが、2回目以降は実はあまり多くない。それでも起きてしまうと生死に関わるので、**発熱に注意**する。

CHECK

● VCR　神経毒性に注意

この治療で曲者は2つ。1つ目は**ビンクリスチン**。この後悪性リンパ腫の治療でCHOP療法が出てくるが、3週サイクルのビンクリスチンでも6コース目には神経障害が出ている。同量が3回目にCHOP6コース分入るが、意外と**神経障害が強く出ている患者がいる**。その患者に最終治療をそのまま行うと後遺症になる可能性がある。

CHECK

● Day11 ～ 14 の DEX　発熱マスクされ注意

2つ目に**デキサメタゾン**。**高血糖**による問題が1つとDay11からの4日間は骨髄抑制期間でもあり、**感染がわかりにくくなる**。発熱がマスクされ、炎症もマスクされ……。微細な症状変化に気をつけないといけないタイミングなので、注意して観察を続けること。

看護のポイント

1. 寛解導入療法時は感染リスクがかなり高いので、発熱・感染対応に注意。
2. 3回目（6コース目）のタイミングで神経毒性が強くなるので、痺れなどの訴えに注意。
3. DEX投与中の高血糖・発熱がマスクされている可能性に注意。

6 HD-MTX/AraC

●スケジュール

抗がん剤名	投与量	Day1	2	3	…	21
メトトレキサート（MTX）	200 mg/m^2	↓ (2h)				
メトトレキサート（MTX）	800 mg/m^2	↓ (22h)				
シタラビン（AraC）	2,000 mg/m^2		↓↓	↓↓		

●特に注意すべき副作用とケアのチェックポイント

注意すべき副作用	起こりやすさ	発症時期と注意点
好中球減少	99%	Grade3 以上が 90%
血小板減少	99%	Grade3 以上が 96%
粘膜障害	14%	Grade3 以上が 1%
腎障害	6%	Grade3 以上はない
感染症（FN 含む）	87%	Grade3 以上が 84%

チェックリスト	確認内容
治療開始前の感染症の有無	好中球は 0 になるため、開始前に感染源がないことが重要
尿のアルカリ化	pH 7 以上に維持
フロセミド禁止	利尿剤はアセタゾラミド
尿量を確保	尿量は 2,000 mL/day 以上は最低でも確保
ST 合剤を一旦中止	ST 合剤は MTX の有害事象を増強させる、血球回復後に再開でも良い
胸水・腹水の有無	MTX の血中濃度が遷延する

解説

■ 大量シタラビン含む骨髄抑制注意

HD-MTX/AraC は HyperCVAD と交互に 4 コースずつ行います。**大量シタラビン療法**が加わるため、**血球減少が副作用の中心**になります。しかし、これは入院診療ですので、通常通りに発熱や血小板数などに気を付けて対応すれば良いでしょう。

チェックリストに記載がないですが、ステロイドの点眼や HDAC 前のステロイドも確認します。

■ 中等量 MTX　MTX 関連合併症に注意

この治療では MTX がそれなりの量入るので、**MTX 関連の予防**を行う必要があります。

ただ、量は中等量と言ったほうが良いレベルですので、MTX 3,500 mg/m^2 などと異なり**重篤な薬剤性肝障害・腎障害・粘膜障害は少ない**です。

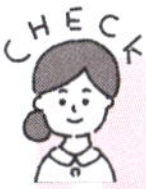

● 大量 MTX に準じてきちんと対応

MTX 関連の注意事項をきちんと行えば、大きな問題なく対応できるので、それをしっかりと確認することが重要である（この確認は医師の仕事）。

看護師は**尿量のチェック**など、この治療で行うべきことをしっかりと行い、医師に状況を伝える。

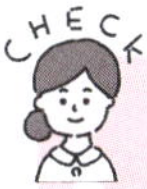

● VCR の神経毒性気にしておく

基本的に 2 日間の大量シタラビンのため、21 日サイクルで治療は継続できる。

HyperCVAD で問題になるのは短期間に**ビンクリスチンが加わることによる神経毒性**なので、それを気にしていくと良い。

看護のポイント

1. 大量シタラビン療法で好中球減少がかなり強いため、感染症・発熱管理に注意。
2. 大量シタラビン療法のステロイド点眼（全身投与は DEX で OK）を忘れずに行ってもらう。
3. MTX は中等量だが、尿量管理・尿のアルカリ化などにも注意。

7 INO 単剤

●スケジュール

抗がん剤名	投与量	Day1	…	8	…	15	…	21
イノツズマブ　オゾガマイシン（InO）	0.8 mg/m^2	↓						
イノツズマブ　オゾガマイシン（InO）	0.5 mg/m^2			↓		↓		

●特に注意すべき副作用とケアのチェックポイント

注意すべき副作用	起こりやすさ	発症時期と注意点
血小板減少	49.4%	Grade3 以上が 40.9%
発熱性好中球減少症	26.8%	Grade3 以上が 26.8%
VOD/SOS	11.6%	移植なしでも起きるが、問題になるのは同種移植
好中球減少	48.8%	Grade3 以上が 47%

チェックリスト	確認内容
腹痛、腹水など	VOD/SOS に関連した症状がないか確認
治療前の腫瘍量	TLS に注意
肝障害の有無、腹部エコー	VOD/SOS に備えて、治療前の状態を確認

解説

■ 抗 CD22 抗体　DDS 目的

イノツズマブ　オゾガマイシン（INO）は**抗 CD22 抗体に抗がん剤を結合させた薬剤**です。腫瘍に効率よく抗がん剤を届ける（ドラッグデリバリーシステム：DDS）ための抗体で、**免疫反応は起こりにくい**薬剤です。

■ 地固め療法は外来でもできるが骨髄抑制注意

特徴として寛解導入時は血球減少が比較的起きやすいですが、寛解導入後は外来治療でもできる患者がいます。

ただ、**血小板減少などが遷延することがある**ほか、好中球減少が目立つ患者もいるのでそこは注意が必要です。

● VOD/SOS　右季肋部痛　体重増加

特徴的な副作用として **VOD/SOS（肝中心静脈閉塞症 / 類洞閉塞症候群）** がある。ウルソデオキシコール酸などを内服させておく場合もある。

これを起こすと肝障害・肝腫大・腹水・黄疸などが生じて、最終的に**多臓器不全で死亡**する可能性がある。

● 移植患者では最小限に

VOD/SOS は同種移植時に起こりやすいため、**同種移植を行う患者ではできるだけ回数を減らす**（2 コース以下）方針で行く。よく、ブリナツモマブに切り替え提示するなど計画的な治療を行う。腫瘍量が多い時は一気に壊れるので、**TLS にも注意**が必要である。

看護のポイント

1. 初回治療（寛解導入）では好中球が少ないので、感染症・発熱管理に注意。
2. 右腹部痛・肝腫大・黄疸・体重増加など VOD/SOS の症状に注意。
3. 初回治療で腫瘍量が多いときは、腫瘍崩壊にも注意。

8 ブリナツモマブ

●スケジュール

抗がん剤名	投与量	Day1	…	7	8	…	28	…	42
ブリナツモマブ（BLIN）	9 μg	→	→	→					
ブリナツモマブ（BLIN）	28 μg				→	→	→		
デキサメタゾン（DEX）	20 mg/body	↓			↓				

●特に注意すべき副作用とケアのチェックポイント

注意すべき副作用	起こりやすさ	発症時期と注意点
サイトカイン放出症候群	16.1%	Grade3 以上が 4.9%
神経学的事象	58.8%	Grade3 以上が 9.4%
発熱性好中球減少症	21.7%	Grade3 以上が 21.7%
好中球減少症	37.8%	Grade3 以上が 17.6%

チェックリスト	確認内容
発熱チェック	発熱など感染症・CRS 共にあり得るので注意
血圧・SpO_2 チェック	敗血症性ショックか CRS かの見極め重要
体重チェック	体重増加傾向は注意
意識レベルのチェック	見当識、物の名前、従命、引き算など
書字の確認	簡単な文字は書ける

解説

■ CD3 と CD19 の BiTE 抗体

ブリナツモマブは**CD3 と CD19 の BiTE 抗体（二重特異性抗体）**です。軽鎖の二重抗体のため、分子量が小さく**持続点滴**で治療を行います。

悪性リンパ腫で出てくる BiTE 抗体（エプコリタマブ）は完全抗体（普通の抗体）のため半減期が長いので、軌道に乗れば投与間隔が開くようになります。

■ 免疫反応を利用　発熱など CRS 注意

ブリナツモマブは**免疫を利用した治療薬**です。そのため腫瘍が多いと激烈な免疫反応が起きます。反応が強いということはサイトカインストームが起きやすくなります。

APL の分化症候群や血球貪食症候群のような状態です。これを**サイトカイン放出症候群（CRS）**と言います。

CHECK

● Day1、8 など　発熱や呼吸障害など

CRS は発熱、頭痛、低血圧、呼吸状態の悪化などが症状である。このタイミングだと好中球減少もあるため、**感染症の治療と並行してステロイドの投与**などを行う。

腫瘍量が減るとリスクは下がるが、CRS も生命予後に関わるので、**Day1、Day8** など薬が始まったり、増量したりするタイミングでは注意が必要である。

CHECK

● 神経学的事象　認知機能・痙攣・錯乱

もう一つ大事なものが**神経学的事象**（この中には頭痛などの軽症も入るが、**Grade3 以上を免疫エフェクター細胞関連神経毒性症候群：ICANS** と言う）がある。

ICANS では**失語や錯乱、痙攣、脳血管障害**のような所見が出てくる。これらの症状が出たら一旦投与を中止し、ステロイドで反応を抑え込む必要がある。CRS、ICANS のチェックは重要である。

看護のポイント

1. 寛解導入時はサイトカイン放出症候群の症状（発熱・頭痛・呼吸困難など）に注意。
2. 寛解導入時は神経学的事象（認知機能低下・痙攣・錯乱など）にも注意。
3. 寛解導入療法中は好中球が少ないので、感染症による発熱にも注意。

1 Dasa +PSL

●スケジュール

抗がん剤名	投与量	Day1	2	3	4	5	…	21	22
ダサチニブ（DSTN）	70 mg/ 回 1 日 2 回	↓↓	↓↓	↓↓	↓↓	↓↓	↓↓	↓↓	↓↓
プレドニゾロン（PSL）	60 mg/m^2	↓	↓	↓	↓	↓	↓	↓	漸減

●特に注意すべき副作用とケアのチェックポイント

注意すべき副作用	起こりやすさ	発症時期と注意点
胸水貯留	3.8%	Grade3 以上はなし
QTc 延長	2.3%	重篤なものはなし（その前に修正）

チェックリスト	確認内容
心電図	QTc 延長の有無、フォローアップ
胸部単純写真	胸水の有無、フォローアップ
予防内服	PSL 投与中は少なくとも LVFX や抗真菌薬を投与
併用薬	ダサチニブの血中濃度が増減する可能性があるので注意

解説

■高齢者 Ph 陽性 ALL　Double induction

高齢者 Ph 陽性 ALL の治療として、また double induction therapy としての最初の寛解導入として行われる治療です。

高齢者 Ph 陽性 ALL の場合は、完全寛解率 100%で死亡がほぼないことから推奨される治療法です。

■胸水　QTc 延長

実際に 80 代の患者でも安全に治療ができるため、高齢者の場合は Ph 陽性 ALL の方が治療しやすいです。

注意事項は胸水・QTc 延長などですが、大きな問題なく治療できます。

■ **治療反応良いと 2 年 PFS 80%**

高齢者の場合はダサチニブを継続しますが、Day22 の段階で 10^{-3} の腫瘍減量があれば、2 年間の無再発生存期間が 80%とされます。

なお、胸水貯留などの副作用を警戒して、ダサチニブ 100 mg/body で治療をすることも個人的には多いです。著者の外来でも 80 代の Ph 陽性 ALL の人が 4 年間、ダサチニブ内服を継続しています。

■ **完全寛解後にダサチニブ併用 Chemo**

若年者の double induction therapy で使用した場合は、安全に次の治療に向かうことができるので良い治療と言えます。

その後、ダサチニブ＋ BFM 骨格かダサチニブ＋ Hyper CVAD/HD-MTX-AraC で治療を行います。

看護のポイント

1. 寛解導入療法で ALL のために好中球減少があるため、感染症・発熱管理に注意。
2. PSL が長期投与されるため、その間の血糖管理・発熱がマスクされることに注意（体調変化に注意）。
3. 胸水による呼吸困難、QTc 延長による動悸・失神などに注意。

2 Dasa+HyperCVAD

●スケジュール

抗がん剤名	投与量	Day1											
シクロホスファミド（CPA）	300 mg/m^2	↓↓	↓↓	↓↓									
ビンクリスチン（VCR）	1.4 mg/m^2 (max 2 mg)				↓		↓						
ドキソルビシン（DXR）	50 mg/m^2				↓								
デキサメタゾン（DEX）	40 mg/body	↓	↓	↓	↓		↓	↓	↓	↓			
ダサチニブ（DSTN）	100 mg/body	↓	↓	↓	↓	↓	↓	↓	↓	↓	↓	↓	↓

●特に注意すべき副作用とケアのチェックポイント

注意すべき副作用	起こりやすさ	発症時期と注意点
好中球減少 / 血小板減少	ほぼ 100%	寛解導入では最初から起きていることもある
感染症	72%	Grade3 以上が 69%
出血	11%	Grade3 以上が 11%
腎機能障害	17%	Grade3 以上が 17%

チェックリスト	確認内容
心電図	QTc 延長の有無、フォローアップ
胸部単純写真	胸水の有無、フォローアップ
心エコー	ドキソルビシンが入るため
糖尿病	DEX 40 mg の 4 日間で血糖値が急上昇（500 mg/dL 以上）することもある
感染源精査の CT	CT で感染源は事前に確認
内服薬	CYP3A4 関連に注意（イトラコナゾールなど）

解説

■ ダサチニブ上乗せ

Ph 陽性 ALL の治療として、**ダサチニブを BFM 骨格の治療や HyperCVAD/HD-MTX-AraC 交代療法に上乗せ**する治療を行います。

BFM 骨格の場合は少し治療薬が変わるものもありますが、大きな注意点の変更はありません。

副作用追加と内服薬に注意

ダサチニブが上乗せされるときに血小板が下がると、ダサチニブの影響が加わって出血リスクが上がります。他、QTc 延長など他のことを気にする必要があります。

また、ダサチニブ + PSL ではそこまで気にしませんが、感染予防で抗真菌薬などを入れると CYP3A4 が関係することが多いので、Dasatinib の副作用が出やすいです。

ダサチニブ　100 mg でも OK

ダサチニブは本来は 70 mg/ 回　1 日 2 回とされていますが、有害事象が出やすいこともあり、100 mg 1 日 1 回にしていることが多いです。また、論文によってはその治療法で行っているものもあります。

ダサチニブが加わることの影響を少し留意するだけで良いでしょう。

胸水が出ると大量 MTX しにくい

治療のリスクとしては感染リスクと出血リスク、特に出血リスクが通常より少しだけ上がることです。

そして大量 MTX 療法をやるときに「胸水」があると非常に邪魔になることがあります。そういった場合に、次に出すポナチニブ（or ダサチニブ）＋ブリナツモマブを選択肢に入れて良いと考えています。

看護のポイント

1. 好中球減少は強いので、感染症・発熱管理に注意。口腔ケアも指導する。
2. ビンクリスチンの神経障害に注意。
3. ダサチニブの胸水などにも注意、QTc 延長にも注意。

3 Pona+Blina

●スケジュール

抗がん剤名	投与量	Day1	2	3	4	5	…	28	…	42
ポナチニブ（PON）	30 mg	↓	↓	↓	↓	↓	↓	↓	↓	↓
ブリナツモマブ（BLIN）	28 μg	↓	↓	↓	↓	↓	↓	↓		
デキサメタゾン（DEX）	20 mg	↓								

●特に注意すべき副作用とケアのチェックポイント

注意すべき副作用	起こりやすさ	発症時期と注意点
サイトカイン放出症候群	14%	地固療法として行うのであればリスクは高くない
神経学的事象	頻度不明	地固療法として行うのであればリスクは高くない
発熱性好中球減少症	6%	感染症が 37% だが、地固療法では FN は起きにくい
心不全	頻度不明	BNP や心エコーを治療後もフォローする
QTc 延長	頻度不明	心電図でフォローする
血管閉塞事象	頻度不明	治療前に血管閉塞のリスクを確認

チェックリスト	確認内容
発熱・血圧低下・SpO_2 など	CRS の所見に注意（ただし、地固めならリスク低い）
痙攣、失語など	ICANS の所見に注意
心電図	QTc 延長を含めた確認
頸動脈エコー	血管閉塞リスクの評価
下肢動・静脈エコーなど	血管閉塞リスクの評価
心エコー	心筋梗塞・心不全の評価

解説

Pona + Blina　Dasa + Blina

Ph 陽性 ALL の新しい治療法として、**欧米ではポナチニブ＋ブリナツモマブやダサチニブ＋ブリナツモマブ**という併用療法が、分子生物学的完全寛解が 9 割近いという成績で報告されています。

ただし、日本国内ではポナチニブとブリナツモマブは再発・難治 ALL の治療薬のため、再発時に使用するか難治として地固め的に使用するかになります。

■ 治療関連死亡なし

すでにこの治療法を行っている施設も多いようなので、ここに掲載していますが、日本国内の保険適用としては併用の有効性・安全性は確認されていないことになっています。

ただ、論文上は治療関連死亡がなく、Dasa + PSL で寛解導入を行った後に地固め療法としてブリナツモマブとの併用療法は有益性が高いかもしれません。

■ ポナチニブ　30 mg/body

ダサチニブ＋ブリナツモマブではなくポナチニブ＋ブリナツモマブを掲載した理由は、ポナチニブが 30 mg/body であることが 1 つ。

そして心血管リスクや心不全リスクがあるため、ポナチニブの方を紹介したいと思い、こちらを提示しました。

虚血性心疾患の既往や心不全のある患者ではダサチニブ＋ブリナツモマブの方が良いでしょう。T315I があるとダサチニブは効きません。

■ 心血管系有害事象　急性膵炎

ポナチニブは心血管系の有害事象や膵炎など気になる有害事象も多いですが、慎重に治療を行えば、BFM 骨格や HyperCVAD などより安全な治療になります。

ポナチニブの細かい有害事象は CML の項の「ポナチニブ」を確認してください。

看護のポイント

1. 腫瘍量が多い場合の CRS/ICANS などブリナツモマブの副作用に注意。
2. ポナチニブ投与前は心エコー・血管エコーなどを実施し、心血管系の症状に注意。
3. ポナチニブの副作用に膵炎もあるので、腹痛にも注意。

1 イマチニブ

●スケジュール

抗がん剤名	投与量	Day1										
イマチニブ（IMA）	400 mg	→	→	→	→	→	→	→	→			

●特に注意すべき副作用とケアのチェックポイント

注意すべき副作用	起こりやすさ	発症時期と注意点
好中球減少	60.8%	Grade3 以上が 14.8%、治療開始初期に多い
血小板減少	56.6%	Grade3 以上が 7.8%、治療開始初期に多い
浮腫	55.5%	浮腫は目立たなくてもあることが多い
腓返り	38.3%	芍薬甘草湯などで対応
発疹	33.9%	初期に多い
筋肉痛（全身）	36.5%	持続することが多く調整必要

チェックリスト	確認内容
心電図	QTc 延長は起きる
胸部単純写真	胸水は少ないが確認
心エコー	必須ではないが、浮腫などが起こりやすいので

解説

■ イマチニブ　分子標的薬の先駆け

イマチニブは**分子標的薬の先駆け**である、チロシンキナーゼ阻害薬（TKI）の最初の 1 剤です。

それまで 3 ～ 5 年で移植をしない患者は死亡していく疾患であった慢性骨髄性白血病（CML）を **5 年生存率 80% 以上の疾患**に変えました。

まさに世の中を変えた薬です。

■ 心血管系イベント少ない

第 1 世代であり短期的な有効性は第 2 世代 TKI に劣りますが、**血管系の合併症が少ない**などのメリットがあり、使用される可能性があります。

他、好酸球性白血病の一部や消化器疾患のGISTなどでも使用されます。

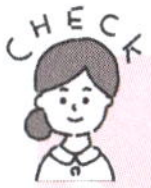

● 病初期：血球減少・浮腫・腓返り

副作用は全てのTKIで共通だが、病初期は正常見える血球がCML由来のため、それらが一気に消えてしまい、血球減少が起きる。

これは副作用かどうかは不明だが、効果の一環として**血球減少が病初期**に起きる。

浮腫や腓返り（筋痙攣）も起こりやすい。腓返りには芍薬甘草湯を1回2包くらいで頓用で持たせると対応できる。

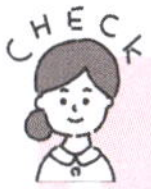

● 皮疹・QTc　初期にチェック

他の副作用として初期に**皮疹**が比較的出やすいこと、**QTcの変化**の確認はしたほうが良い。

第2世代ほどは血管病変は多くない。

看護のポイント

1. 初回治療では皮疹やQTcなどの動きに注意。
2. 浮腫や腓返りが起こりやすいので、腓返りの際の対応などは確認しておく。

2 ダサチニブ

●スケジュール

抗がん剤名	投与量	Day1						
ダサチニブ（DSTN）	100mg	→	→	→	→	→	→	→

●特に注意すべき副作用とケアのチェックポイント

注意すべき副作用	起こりやすさ	発症時期と注意点
好中球減少	34.3%	Grade3 以上が 21%
血小板減少	34%	Grade3 以上が 19%
胸水	17%	Grade3 以上が 1%
間質性肺炎	4%	Grade3 以上が 1%
QTc 延長	0.4%	Grade3 以上が 0.4%

チェックリスト	確認内容
胸部単純写真	胸水貯留がいつ起こるかわからないため、定期的に確認
心電図	内服前と初期に確認しておく
心エコー	肺高血圧などのリスクもあるので 1 ～ 2 年に 1 回はチェック

解説

1 日 1 回投与

第 2 世代 TKI の 1 つで 1 日 1 回投与で**食事の影響を受けない**のが特徴です。

第 2 世代 TKI は有効性は第 1 世代のイマチニブより高く、同世代とは大きな差がありませんので、患者の合併症や副作用、内服コンプライアンスなどを考慮して決めます。

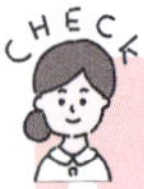

● 胸水・間質性肺炎など呼吸器疾患では使用しにくい

ダサチニブの特徴は**胸水や間質性肺炎、肺高血圧**などの呼吸器系の副作用が多い。

そのため COPD や喘息、間質性肺炎などの**肺疾患がある患者**では使用を避ける。

CHECK

●胸水はいつでも出る　毎回、胸水チェック

副作用の中では**胸水が一番問題**になりやすく、胸水が出た場合は休薬・減量、利尿剤の併用、ステロイドの併用などを行って対応する。

胸水は２年くらい経って起きる患者もいるので、著者は毎回受診時に**胸部単純Ｘ線写真を確認**している。

CHECK

●心エコーも１～２年ごとにチェック

他、肺高血圧や心機能評価で NT-proBNP や BNP などの**マーカーを毎回の採血**でチェックと**心エコーを１～２年に１回**くらい行う。

軌道に乗ったら胸水以外は大きな副作用はないと思われるが、たまに心電図（電解質も含め）を確認すると良い。

看護のポイント

1. 呼吸器系の症状が出やすいので、注意する。
2. QTc 延長に注意。

3 ニロチニブ

●スケジュール

抗がん剤名	投与量	Day1										
ニロチニブ（NILO）	300 mg/ 回、1 日 2 回	→→	→→	→→	→→	→→	→→	→→	→→	→→	→→	→→

●特に注意すべき副作用とケアのチェックポイント

注意すべき副作用	起こりやすさ	発症時期と注意点
好中球減少 / 血小板減少	14.5% / 20.4%	Grade3 以上が 12% / Grade3 以上が 10%
心血管病変	頻度不明	頻度不明だが一定頻度
血糖上昇	32%	Grade3 以上が 5%
ビリルビン・肝酵素上昇など	20 ～ 50%	総ビリルビン上昇が 50%
皮疹・掻痒感	31%	Grade3 以上が 1%
頭痛	15%	初期に多い

チェックリスト	確認内容
胸部単純写真	心疾患・間質性肺炎などの確認
心電図	QTc 延長は起こりうるため、投与前と初期に確認
心エコー・血管エコー	定期的な心エコーを検討
血糖値・糖尿病評価	投与前及び投与後に確認
併用薬	CYP3A4 と CYP2C8 の関連に注意

解説

空腹時 1 日 2 回　併用薬注意

ニロチニブは第 2 世代 TKI の 1 つで食間に 1 日 2 回投与の薬剤です。ダサチニブの方が半減期がかなり短く 1 日 1 回に対して、ニロチニブは半減期が 16 時間くらいにもかかわらず**空腹時に 1 日 2 回です**。ニロチニブは体内に常にある状態を維持するため、**併用薬に注意**が必要です。内服コンプライアンスも問題になることがあります。

■ 心血管疾患　PAOD に注意

合併症として一番有名になったのは心血管病変（末梢動脈閉塞：PAOD）で心筋梗塞や手足の切断に至った患者が一部報告されています。エコーの定期的な評価が必要かは不明ですが、リスクの高そうな患者は開始前にチェックしています（下肢動脈エコーなど）。

■ 糖尿病　頭痛・掻痒感

もう一つ重要なことは、血糖値が動きやすいことです。糖尿病のある患者では使用しにくいです。また、肝酵素や膵酵素も動きやすいです。数値の動きだけのこともありますが、急性膵炎の報告も 2% あるため、腹痛が起きたら検査が必要です。

投与初期に頭痛、内服中の掻痒感も症状として訴えられることがあります。

■ 重篤な副作用はそれほど多くない

このように書かれていると副作用が多そうですが、実際に使用している限りでは大きな問題が起きた患者は少なく、内服の問題さえなければ（高齢者で 1 日 1 回で対応している患者もいます）、良い薬です。

看護のポイント

1. 空腹時内服のため、内服指導をきちんと行う。
2. 心血管系の症状（胸痛など）に注意。
3. 糖尿病のある患者では血糖値の動きに注意。

4 ボスチニブ

●スケジュール

抗がん剤名	投与量	Day1						
ボスチニブ（BOS）	400 mg	→	→	→	→	→	→	→

●特に注意すべき副作用とケアのチェックポイント

注意すべき副作用	起こりやすさ	発症時期と注意点
好中球減少 / 血小板減少	15.2% / 33.9%	Grade3 以上が 8.3% / 5%
肝障害	80%	Grade3 以上が 48.3%
下痢	86.7%	Grade3 以上が 15%
皮疹	55%	TEN/SjS や全身性の多形紅斑が 8.3%
胸水貯留	8.3%	フロセミド等で対応、体重を check
膵酵素上昇・膵炎	26.7%	Grade3 以上が 15%

チェックリスト	確認内容
心電図	QTc 延長の有無を確認
胸部単純写真	胸水の有無など確認
下痢・皮疹の対応	あらかじめ止痢剤など処方

解説

■ 副作用と対処　説明が大事

第 2 世代 TKI の最後の 1 つがボスチニブです。2 つの系統のキナーゼを抑えます。有効性は他の第 2 世代はほぼ同じくらいです。

有害事象として**下痢や皮疹**などの症状で出るものが多く、副作用が出て継続が難しくなることがあるため、**どのように副作用が出て、どのように対応するか**の説明が重要になります。

CHECK

● 下痢：6 回まで　皮疹：10 日頃

下痢が出た場合、**1 日 6 回くらいまでは止痢剤を用いて継続**とされている。それ以上は休薬して、1 日 6 回未満に減ってから再開する。

皮疹も 10 ～ 14 日目くらいで出る可能性がある。一時休薬＋抗アレルギー剤で対応できることが多いが、**重症薬疹**は中止して皮膚科と連携する。

CHECK

● 胸水・腹痛　肝酵素上昇

他、**胸水貯留や肝酵素上昇**などは医師が適切に対応する。

膵酵素については膵炎を伴うかどうかがポイントになる。

腹痛などの訴えがあった場合、下痢で腸管運動が亢進して腹痛が起きているのか確認すること。

CHECK

● 皮疹・下痢　腹痛に注意

ボスチニブは副作用を考え、少量から漸増投与する医師も多いが（著者もそのタイプ）、**下痢・皮疹・肝障害**はそれでも出る可能性が高いので、注意が必要である。追加して**腹痛や心電図・胸部単純 X 線写真**などの確認をしていく必要がある。

看護師としては下痢・皮疹・腹痛に注意する。

看護のポイント

1. 皮疹・下痢などの症状が出やすいので注意。
2. 胸水や腹痛などにも注意しておく。
3. QTc 延長はリスクがあるので気にしておく。

5 ポナチニブ

●スケジュール

抗がん剤名	投与量	Day1						
ポナチニブ（PON）	15～45 mg/body	→	→	→	→	→	→	→	→

●特に注意すべき副作用とケアのチェックポイント

注意すべき副作用	起こりやすさ	発症時期と注意点
好中球減少	30% 前後	Grade3 以上が 23.5%
血小板減少	40～50%	Grade3 以上が 47.1%
心血管閉塞性事象	11.8%	Grade3 以上が 11.8%
脳血管閉塞性事象	5.9%	Grade3 以上はなし
高血圧	35.3%	Grade3 以上が 25.5%
膵炎・膵酵素上昇	6.1%	開始から 3 ヶ月は注意

チェックリスト	確認内容
心電図	QTc 延長を含めた確認
頸動脈エコー	血管閉塞リスクの評価
下肢動・静脈エコー	血管閉塞リスクの評価
心エコー	心筋梗塞・心不全の評価
ABI	血管閉塞の評価
高血圧	血圧の評価

解説

T315I にも有効　第 3 世代 TKI

ポナチニブは**第 3 世代の TKI** になります。**T315I** という点突然変異が入った BCR-ABL **にも有効**です。初発の CML では使用できませんが、再発・難治 CML に対して保険適用があります。

CHECK

● 血管閉塞が問題　全身の血管エコー

副作用として**血管閉塞事象**が問題になる。そのため、全身の**血管エコーや心エコー**が重要である。

ポナチニブを開始して、EF が 20％くらい下がった（休薬後は改善）患者もいるので、心エコーも必ず実施する。

他、簡易検査として ABI の測定なども行う。

CHECK

● 高血圧　急性膵炎

高血圧にもなりやすく、血圧が上昇する患者が 3 割いる。もともと血圧が高い患者や心血管リスクの高い患者では使用しにくい薬である。

他に**急性膵炎**のリスクがあるが、中止しながらフォローアップする、で良い。

CHECK

● Ph 陽性 ALL

ポナチニブは**フィラデルフィア染色体陽性急性リンパ性白血病**でも重要な治療薬になる。血管閉塞事象の評価をして、心血管イベントに注意しながら入院診療を継続することになる。

看護のポイント

1. 心血管系の症状に注意（心不全も心筋梗塞や動脈閉塞）。
2. 血圧の動きや腹痛にも注意。
3. 脳梗塞も起こすことがあるので、神経症状にも注意。

6 アシミニブ

●スケジュール

抗がん剤名	投与量	Day1	…
アシミニブ（ASC）	40 mg/回　1日2回	→	

●特に注意すべき副作用とケアのチェックポイント

注意すべき副作用	起こりやすさ	発症時期と注意点
好中球減少	17.9%	Grade3 以上が 15.4%
血小板減少	24.4%	Grade3 以上が 19.2%
QTc 延長	1.3%	併用歴に注意
頭痛	9%	頻度は多いので初期は注意
膵酵素上昇	5.1%	膵炎は頻度不明

チェックリスト	確認内容
心電図	QTc 延長のリスクがあるため
胸部単純写真	胸水などの確認
心エコー	心機能は治療前に念の為評価
採血	膵酵素・電解質など確認

解説

■ STAM 阻害薬　3 ライン目以降

アシミニブは ABL ミリストイルポケット阻害薬という別のメカニズムで働く STAMP 阻害薬という分類になります。

2 剤以上の TKI に無効 or 不耐用の患者で使用されます。

実際に副作用は少なく、薬が不耐用の患者でも大きな問題なく使用できていることが多いです。

■ 頭痛・膵酵素上昇　QTc 延長など

病状によると思いますが、血球減少が CML 特有のもので良いと思います。QTc 延長や頭痛、膵酵素上昇などが起きる可能性がありますが、大きな有害事象が起きにくい薬という印象があります。

● **3 ライン目以降　MMR 25%**

治療効果もよく、**3 ライン以降**の患者という状況で **MMR 達成率が 25.5%** と対象群のボスチニブ（13.2%）よりも有意に良い結果になっている。

● **有害事象は少ない　食間内服**

使用している感覚としては**有害事象が非常に少ない**治療薬だが、**食間投与**というのが内服コンプライアンスの悪い患者では問題になりそうである。

ただ、今までの副作用などでつらかったことを考えると、この薬をきちんと飲みたいと頑張る患者が多い印象ではある。

看護のポイント

1. 食間・空腹時内服なので、内服指導を行う。
2. 頭痛や腹痛などに注意。基本的に安全性は高い薬剤。

1 FCR

●スケジュール

抗がん剤名	投与量	Day1	2	3	4
リツキシマブ（RIT）	375 mg/m^2	↓			
フルダラビン（Flu）	25 mg/m^2		↓	↓	↓
シクロホスファミド（CPA）	250 mg/m^2		↓	↓	↓

●特に注意すべき副作用とケアのチェックポイント

注意すべき副作用	起こりやすさ	発症時期と注意点
好中球減少	59%	Grade3 以上が 45%
血小板減少	頻度不明	Grade3 以上が 16%
発熱性好中球減少症	15.8%	Grade3 ～ 4 が 15.8%
発熱・感染症	頻度不明	治療終了後も免疫抑制が持続し、感染しやすい
リンパ球減少	ほぼ 100%	Grade3 以上が 47.2%

チェックリスト	確認内容
17p 欠失の有無	治療効果が乏しいので、イブルチニブなどに変更
IgH 可変領域の変異	あることがわかれば積極的にチョイス可能（今は保険では不可）
予防内服	ST 合剤とアシクロビルは必須
HBV 再活性化	HBV の既感染の評価、DNA のフォロー、予防など

解説

■ 若年者の治療　6 コースで治療が終了

FCR は若年の慢性リンパ性白血病（CLL）の**昔の標準治療です**。現在でも**最大 6 コースで終了（半年）**することから、若年で継続治療するより**治療期間を短くするメリット**がありそうな患者では実施します。

ただし、**17p 欠失**があると効果は乏しいことには注意が必要です。

最近の標準治療　BTK 阻害薬

最近ではイブルチニブやアカラブルチニブといった**BTK 阻害薬が標準治療**とされていますので、高齢者はリスクも考慮してそちらにいくことが多いです。

若年者でもオビヌツズマブ＋アカラブルチニブを選択する可能性が高いかなと考えています。

ただ、**6 コースで治療が終了**するのは魅力的なポイントです。

CHECK

● 血球減少　感染管理

管理の中心は**血球減少**と、それ以上にリンパ系の免疫が落ちることによる**感染症の管理**である。

ウイルス感染や肺炎などのリスクが上昇する。初期の論文では**帯状疱疹が 1 ～ 2 コース目に 14 人（6.25%）**と高頻度に認められ、他の日和見感染症（詳細不明）も 1 コース目に多発した。感染管理が大事である。

CHECK

● 血球減少の遷延　感染リスク 2 年は高い

リンパ球減少がなかなか回復しないこともあり、**好中球減少も比較的遷延**する。そのため治療から **2 年間は感染確率が上昇**していると報告されている。

この期間は予防内服も含め、感染症に注意しながら経過観察を行う必要がある。

看護のポイント

1. 血球減少がそれなりにあるため、感染症・発熱管理に注意。
2. 2 年程度感染リスクが上がっているので、肺炎などに注意。
3. 帯状疱疹などのリスクも高いので注意しておく。

2 イブルチニブ

●スケジュール

抗がん剤名	投与量	Day1						
イブルチニブ（IBR）	420 mg/body	→	→	→	→	→	→	→

●特に注意すべき副作用とケアのチェックポイント

注意すべき副作用	起こりやすさ	発症時期と注意点
出血	43.6%	Grade3 以上が 0.5%
感染症	70.3%	Grade3 以上が 24.1%
不整脈	9.1%	Grade3 以上が 4.1%
好中球減少症	22.1%	Grade3 以上が 16.4%
血小板減少	17.1%	Grade3 以上が 5.6%

チェックリスト	確認内容
抗凝固薬などの内服	出血リスクが上がるので調整、出血の対応など説明
心エコー・心電図	心電図フォローは毎回受診時にチェック
他の内服薬	CYP3A4 で代謝されるので併用薬注意

解説

■17p 欠失でも OK　内服の標準治療

イブルチニブはブルトン型チロシンキナーゼ（BTK）阻害薬の 1 つで CLL やマントル細胞リンパ腫、原発性マクログロブリン血症（WM）に適応を持ちます。

内服薬であり、副作用は用量調整などで対応できるため、高齢者でも使用しやすい薬剤です。

BTK 阻害薬は、初回治療では 17p 欠失などのリスク因子に影響を受けないので、17p 欠失があれば若年者でも BTK 阻害薬が適応です。

CHECK

出血リスク・不整脈リスク

治療にあたって**出血リスクと不整脈のリスク**に注意が必要である。

感染症のリスクは血液疾患というベースで多くなるが、他の薬剤（FCR や BR など）と比較すると CD4 リンパ球の低下があまりないため、**予防内服は必須ではない**。

抗凝固薬内服中の患者や抗血小板薬内服中の患者では、出血リスクが上がるので調整を検討する。

CHECK

内服開始時　一過性白血球増加

治療にあたって全身のリンパ節や脾臓にいる CLL が、血液中に出てきてから死んでいくため**内服開始時にリンパ球が増加**する。

平均的には 3 ヶ月ほど上昇が持続するとされているが、著者が経験した患者では白血球が 3 万から 30 万まで上昇して、じわじわ下がってきて 1 年以上経過してから 1 万台に落ち着いた。**一過性の血球増加がある**ことは知っておく必要がある（薬が効いていると説明）。

CHECK

アカラブルチニブ・チラブルチニブ

イブルチニブは他の疾患でも使用するが、マントル細胞リンパ腫の使用する時は用量が多くなり、副作用も少し増える。

BTK 阻害薬には**アカラブルチニブ単剤やチラブルチニブ単剤**があるが、それぞれ有害事象が少しずつ違うので確認してほしい。

看護のポイント

1. 出血リスクや心房細動のリスクがあるので、動悸や出血症状に注意する。
2. 内服開始時の白血球増加は効果が出ていることを知っておく（患者に説明できるように）。

3 A-O

●スケジュール

抗がん剤名	投与量	Day1	…	1（2コース目）	2	…	8	…	15	…	22	…	1（3コース目）
アカラブルチニブ（ACA）	100 mg/回	↓↓	↓↓	↓↓	↓↓	↓↓	↓↓	↓↓	↓↓	↓↓	↓↓	↓↓	↓↓
オビヌツズマブ（GA101）	100 mg/body			↓									
オビヌツズマブ（GA101）	900 mg/body				↓								
オビヌツズマブ（GA101）	1,000 mg/body						↓		↓		↓		↓

●特に注意すべき副作用とケアのチェックポイント

注意すべき副作用	起こりやすさ	発症時期と注意点
好中球減少	頻度不明	Grade3 以上が 29.8%、A 単剤は 9.5%
血小板減少	頻度不明	Grade3 以上が 8.4%、A 単剤は 4.5%
頭痛	39.9%	A 単剤も同じくらい
下痢	38.8%	Grade3 以上が 4.5%、A 単剤も同じくらいだが Grade3 以上は少ない
infusion reaction	13.5%	Grade3 以上が 2.2%

チェックリスト	確認内容
心電図	イブルチニブより低いが、不整脈が出る可能性はある
感染源の有無	オビヌツズマブ併用で好中球がかなり下がるため注意
抗凝固薬など	出血リスクの上昇の可能性があるので確認

解説

■ アカラブルチニブ・オビヌツズマブ

アカラブルチニブは第 2 世代の BTK 阻害薬の 1 つです。イブルチニブで認めていた**不整脈の頻度は減って**います（ただし、臨床試験で重度の心疾患は除外）。代わりに**頭痛など**

の頻度が多いことと、1 日 2 回に内服が増えていることが特徴です。

これに新規 CD20 抗体であるオビヌツズマブの併用による治療です。

■ 効果は良いが副作用も増える

この治療はイブルチニブ単剤と比較すると MRD 陰性まで到達する可能性が高く、有効性は非常に高いです。ただし、好中球減少などの副作用もあり、若年者では問題にならないと思われますが、ADL の低下している患者や高齢者では副作用が強くなる可能性があります。

■ オビヌツズマブ　2 コース目から

1 コース目はオビヌツズマブの投与は行わずに 2 コース目の Day1 に 100 mg をまず投与し、Day2 に 900 mg を投与します。

それ以降は他のオビヌツズマブレジメンと同様にローディングをした後、各サイクル 1 回の投与を行います。2 コース目の Day1、Day2、Day8 あたりは infusion reaction に注意が必要です。

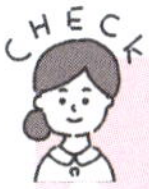

● 頭痛・下痢など

イブルチニブと同じ出血リスクがあるので、抗凝固薬などの併用には注意が必要である。
他アカラブルチニブに特徴的な頭痛や下痢などの症状にも注意すること。

看護のポイント

1. 治療開始初期の好中球減少と感染症に注意。
2. 頭痛や下痢などの症状に注意。
3. オビヌツズマブ初回投与時の infusion reaction に注意。

4 VEN+R

●スケジュール

抗がん剤名	投与量	Day1	…	7	8	…	14	15
ベネトクラクス（VEN）	20 mg/body	→		→				
ベネトクラクス（VEN）	50 mg/body				→		→	
ベネトクラクス（VEN）	100 mg/body							→
ベネトクラクス（VEN）	200 mg/body							
ベネトクラクス（VEN）	400 mg/body							
リツキシマブ（RIT）（4週ごと6回まで）	375 mg/m^2							

●特に注意すべき副作用とケアのチェックポイント

注意すべき副作用	起こりやすさ	発症時期と注意点
好中球減少		Grade3 以上が 57.7%
血小板減少		Grade3 以上が 6.2%
感染症		Grade3 以上が 18%
腫瘍崩壊症候群	3.1%	Grade3 以上が 3.1%、腫瘍量が多いときは補液を

チェックリスト	確認内容
腫瘍崩壊症候群	腫瘍崩壊リスクを確認し、モニター管理など適切な対応
内服薬	CYP3A4 関連の内服薬がないか確認

解説

■ 再発難治 CLL　9 割に有効

ベネトクラクス＋リツキシマブは再発難治 CLL に対する治療薬の 1 つです。BTK 阻害薬後の反応は不明ですが、**CR26.8％を含む全奏効率 92％** とほぼ全ての患者に有効で、2 年無増悪生存率 84.9％というデータからはベネトクラクス内服中の再発はほぼありません。

■ 用量漸増期　TLS に注意

この治療で血液内科医が驚いたのは「**腫瘍崩壊症候群（TLS）**」でしょう。CLL のようにゆっくり増える細胞が一気に壊れることを想定していなかったため、初期に TLS のリスクを過小評価して、大きな有害事象になりました。

…	21	…	28	29	…	35	36	…	42	…	2年間
	→										
			→	→							
						→	→		→		→
									↓		

腫瘍量が多い場合は**用量漸増期（Day1 ～ 35）に腫瘍が十分壊れるまで慎重な治療**が望まれます。

■ **治療開始は入院治療**

TLS のリスクがあるため、通常はこの治療は**入院で開始する治療**です。

Infusion reaction はおそらく Day35 までに腫瘍がほとんどなくなっているため、**リスクが低い**と思われます。

CHECK

● **血球減少　内服薬に注意**

他は AML の時の VEN ＋ AZA と同様に**血球減少に注意**しながら治療を継続する。

内服薬に CYP3A4 で代謝されるものがあれば、併用時の減量などに注意が必要である。

看護のポイント

1. 内服初期の腫瘍崩壊症候群（尿量のチェックや体重・浮腫などのチェック）に注意。
2. 血球減少にも注意、好中球や血小板減少は多いため出血や感染リスクは０ではない。

1 ハイドロキシウレア

●スケジュール

抗がん剤名	投与量	Day1	2	3	4	5
ハイドロキシウレア（HU）	500 ～ 2,000 mg/body	→	→	→	→	→

●特に注意すべき副作用とケアのチェックポイント

注意すべき副作用	起こりやすさ	発症時期と注意点
血球減少	4.4%	用量調整ですぐに狙った値にできる
薬疹		頻度不明だが、おそらく 2 ～ 3%
皮膚潰瘍	1 ～ 2%	起こると休薬や形成外科・皮膚科と相談になる
肝障害		肝酵素が初回投与後に 3 ～ 4 桁に上がる患者もいる

チェックリスト	確認内容
特になし	

解説

高齢者 MPN の基本的な薬

ヒドロキシカルバミド（ハイドロキシウレア：HU）は**高齢者の骨髄増殖性腫瘍（MPN）の基本的な内服薬です**。HU については骨髄抑制が副作用として多いのですが、それは用量調整がうまくいっていないだけで、調整すると問題にならないことが多いです。

有害事象はあまりない

高齢者でも問題にならないことが多いので、**有害事象で困ることはほぼありません**。少し大きくて飲みにくいことがありますが、ほとんどの患者さんで有害事象は問題にならないと思って良い薬です。

CHECK

● 稀だが皮膚潰瘍・薬疹　肝障害に注意

時々起こることとして「薬疹」「皮膚潰瘍」「肝障害」がある。薬疹の頻度は多くないと思うが、薬疹で内服できなかった患者を過去に2人知っている。他に有名な副作用として皮膚潰瘍があるが、数年後くらいに起こる患者もいるので、何が原因かはよくわかっていないため、注意が必要である。

CHECK

● 初期は薬疹　肝障害をチェック

肝障害は著者が経験したわけではないが、やはり2人くらい ALT が 800～1,000 U/L 位まで上昇した患者を知っている。休薬で問題なくなったので、薬剤性は間違いなさそうだが、時折あるので初期は肝酵素の動きを含めチェックを行う。

看護のポイント

1. 投与初期のみ肝障害に注意、訴えは倦怠感くらい。
2. 皮膚潰瘍・薬疹などは稀だが、あり得るので注意。

2 ルキソリチニブ

●スケジュール

抗がん剤名	投与量	Day1	2	3	4	5	…
ルキソリチニブ（RUX）	5～25 mg/回　1日2回	→	→	→	→	→	→

●特に注意すべき副作用とケアのチェックポイント

注意すべき副作用	起こりやすさ	発症時期と注意点
血小板減少	69.7%	Grade3 以上が 12.9%
貧血	96.1%	Grade3 以上が 45.2%
倦怠感	25.2%	Grade3 以上が 5.2%
感染症	11%	Grade3 以上が 2%

チェックリスト	確認内容
CT	感染源の有無、結核の否定
HBV 感染	HBV 既感染の場合、HBV-DNA チェックなど
腎機能	腎排泄型の薬剤なので、用量に注意

解説

■ 骨髄線維症など JAK1/2 阻害薬

骨髄線維症（原発性・二次性）、**真性多血症**の治療薬としてルキソリチニブがあります。

JAK1/2 阻害薬で、骨髄線維症における脾腫改善効果、延命効果などがあります。また、JAK2 がほぼ全ての患者で陽性である真性多血症のコントロールにも有効です。

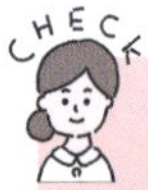

● リンパ系も抑制　結核などチェック

有害事象で困ったことはないが、JAK1 阻害による**易感染（リンパ系抑制）**があるので事前に**結核のチェック**をする必要がある。また、**HBV 既感染**の確認も必要である。必須ではないが、**帯状疱疹**も比較的高頻度に起きる。著者の受け持ち患者で帯状疱疹を起こした患者は予防内服もしている。

CHECK

● 骨髄線維症では貧血は輸血対応

治療によって血球が低下するため、貧血や血小板が減少していく。それに対して**赤血球は基本的に輸血対応、好中球数と血小板数は内服薬を調整**する形になる。

血小板の目標は5万以上、好中球は1,000/μL以上を目標に行う。

CHECK

● 腎機能低下　用量調整必要

腎機能が悪い患者、透析患者での用量調整が必要になる。JAK2陽性の骨髄増殖性腫瘍は腎機能が悪化していく傾向がある。ルキソリチニブを使用している患者は多くがeGFR 50未満の患者が多い印象がある。

透析患者1名に使用しているが、**少量から漸増**して問題なく継続できているが、**腎機能に注意**が必要である。

看護のポイント

1. 感染リスクは上昇するので、発熱などの感染症には注意。

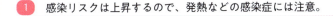

3 Ropeg-IFN α-2b

●スケジュール

抗がん剤名	投与量	Day1	…	15	…	29	…
ロペグインターフェロンα -2b (PEG-IFN α-2a)	100 ～ 500 µg	↓		↓		↓	

●特に注意すべき副作用とケアのチェックポイント

注意すべき副作用	起こりやすさ	発症時期と注意点
白血球減少	20%	Grade3 以上が 2%
血小板減少	23%	Grade3 以上が 2%
倦怠感	13%	Grade3 以上はないが、インターフェロンのため注意
関節痛	12%	Grade3 以上が 2%

チェックリスト	確認内容
間質性肺炎	小柴胡湯との併用は禁、間質性肺炎に注意
ハイドロキシウレア	当初は併用し、15 日目以降に徐々に減量する

解説

インターフェロン　2 週間ごと

2023 年に保険適用となった**インターフェロン製剤**で、真性多血症の治療薬です。

JAK2 V617F 変異陽性造血幹細胞を徐々に減らしていき、アリルバーデン（腫瘍の割合）を減らすことができます。

2 週間ごとの皮下注射が必要ですが、若年者の真性多血症では良い治療薬だと考えています。

血球減少　間質性肺炎　うつなど

副作用は**血球減少・関節痛や倦怠感**といった症状が出る可能性がある。他、**間質性肺炎**のリスクを考慮する必要があり、**うつ**などの精神症状にも注意が必要と思われる。

HU 併用時は 2 週目以降に漸減

HU との併用時は 2 回目の投与以降に減量を考慮し、**2 週ごとに徐々に漸減**する。
ここは現状では医師も手探りになる可能性が高い（経験が少ないので）。

関節痛・倦怠感などに注意

新しい薬剤であり、使用が適切な患者も限られると思われるので、それほど多くは見ないかもしれないが、**インターフェロン製剤**であることを考慮して**倦怠感や関節痛**などの出現に気をつけていくと良いと思われる。

看護のポイント

1. 感染リスクは上昇するので、発熱などの感染症には注意。
2. 自己免疫疾患・うつにも注意。

4 アナグレリド

●スケジュール

抗がん剤名	投与量	Day1	2	3	4	5	…
アナグレリド（ANA）	0.5～2.5 mg/回　1日2～4回	→	→	→	→	→	

●特に注意すべき副作用とケアのチェックポイント

注意すべき副作用	起こりやすさ	発症時期と注意点
心臓障害	37.7%	
頭痛	43.4%	最初の2～3週はよく起こる
動悸・息切れ・失神	34%	薬の開始時、増量時など注意

チェックリスト	確認内容
心電図	QTc延長の有無を確認
胸部単純写真	心不全・肺鬱血の有無を確認
心エコー	開始前と心臓関連の症状が出たときには速やかに実施
ホスホジエステラーゼ関連	シロスタゾールなどはアナグレリドと飲み合わせは悪い

解説

■ 抗血小板作用　血小板減少作用

アナグレリドは元々**抗血小板薬として作られた**薬剤で、**ホスホジエステラーゼIII阻害作用と血小板産生抑制作用**を持ちます。

巨核球数は減らないため、血小板数は比較的減り過ぎた場合の調整はしやすいです。

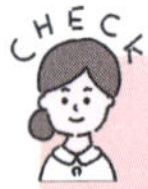

● 動機・息切れ・頭痛など

- 若年者などで血小板を減らす必要があるときは優先して使用している。また、**貧血が出てきてHUを増量しにくいとき**には併用している。
- 少量で開始する分には大きな問題はないが、**動悸・息切れ**などの症状が比較的出やすい薬。
- 高齢者ではHUの方が調整しやすい。

CHECK

● 初期・増量時　2～3週は症状出やすい

アナグレリド開始に際して看護師として患者に伝えることがあるとすれば、**初期や増量時に頭痛や動悸などの症状が出やすい**ということ。

動悸・息切れ・胸痛などの**症状が出たらすぐに病院に連絡**するように伝えることが大事である。

CHECK

● 貧血は出にくい

心臓関連の症状が出やすいこともあり、狭心症などの心臓関連の併存疾患がある患者では使用しにくいところだが、**貧血が進むことも心臓に負担をかける**。有害事象で貧血も記載があるが、メカニズム的には起きにくい。

HU で貧血が進むなど増量しにくい場合は、慎重に併用することがポイントになるので、看護師からも胸部症状などの指導をしてもらう。

看護のポイント

1. 開始時・増量時の動悸・息切れ・頭痛などに注意。
2. 心臓障害が頻度が多く、心不全の新規発症も出ているので投与中は気にしておく。

1 RB

●スケジュール

抗がん剤名	投与量	Day1	2	3	4	…	28
リツキシマブ（RIT）	375 mg/m^2	↓					
ベンダムスチン（Benda）	90 mg/m^2	↓	↓				

●特に注意すべき副作用とケアのチェックポイント

注意すべき副作用	起こりやすさ	発症時期と注意点
リンパ球減少	74%	Grade3 以上が 74%、ほぼ必発
好中球減少	29%	Grade3 以上が 29%
皮疹	20 ～ 30%	比較的多い。ST 合剤の可能性もあるが注意
infusion reaction	頻度不明	予防が必要、役に立つなしでは 90%

チェックリスト	確認内容
予防内服	ST 合剤、アシクロビルの内服は必須
B 型肝炎の確認	B 型肝炎の既感染の有無、HBV-DNA のフォロー、予防内服など
CT	リンパ腫評価で必須だが、感染源も確認

解説

■ 低悪性リンパ腫の標準治療 R-B

低悪性度リンパ腫全体の標準治療と言えるものが**R-B 療法**になります。低悪性度リンパ腫は増殖が遅いため、CHOP 療法ではあまり良い成績がありません。リツキシマブが出てきて積極治療が可能になりました。

CHOP 療法よりはゆっくりとした増殖の腫瘍にも効果があるベンダムスチンの方が**無増悪生存期間の延長効果**があります。

■ リンパ球減少必発　ST 合剤・アシクロビル

R-B の特徴、というよりはベンダムスチンの特徴が**リンパ球減少**になります。ベンダムスチンはシクロホスファミドとフルダラビンの特徴を併せ持ったような薬剤で、リンパ球が減少します。

1～2 コースで CD4 リンパ球が 200/μL 未満に下がるとされており、ST 合剤やアシクロビルの予防内服が重要です。

CHECK

● 皮疹・血管痛　Infusion reaction など

また、皮疹や infusion reaction、血管痛などの有害事象も問題になる。infusion reaction は最初の頃、血管痛は強いようであれば横から生理食塩水などを流すと改善する。

皮疹については患者によっては投与困難になることもあり、抗ヒスタミン剤、状況によりステロイドを併用するようなこともある。

CHECK

● 稀に CD4 50 未満　CMV 再活性化

ただ、一番のポイントはやはりリンパ球減少で、CD4 リンパ球が患者によっては 50/μL 未満まで下がることがある。

印象的には 10 ～ 20 人に 1 人くらいだが、ここまで下がるとサイトメガロウイルス（CMV）の再活性化が起きるため、リンパ球の下がり方が強い患者では早めの切り上げも重要になる。

看護のポイント

1. リンパ球減少による帯状疱疹などのウイルス感染・ニューモシスチス肺炎などに注意。
2. 投与時の血管痛・infusion reaction に注意。
3. 皮疹の頻度が多いので、投与初期は気にしておく。

2 GB

●スケジュール

抗がん剤名	投与量	Day1	…	8	…	15	…	28
オビヌツズマブ（GA101）	1,000 mg/body	↓		(↓)		(↓)		
ベンダムスチン（Benda）	90 mg/m^2	↓	↓					

●特に注意すべき副作用とケアのチェックポイント

注意すべき副作用	起こりやすさ	発症時期と注意点
リンパ球減少	ほぼ100%	基本的にベンダムスチンの影響で著減する
infusion reaction	69.7%	Grade3以上が8.4%
好中球減少（維持療法）	15.5%	Grade3以上が15.5%
好中球減少（寛解導入時）	21.6%	Grade3以上が21.6%、R-B群が25.7%であり、ほぼ同じ

チェックリスト	確認内容
予防内服	ST合剤、アシクロビルの内服は必須
B型肝炎の確認	B型肝炎の既感染の有無、HBV-DNAのフォロー、予防内服など
CT	リンパ腫評価で必須だが、感染源も確認

解説

■ G-BはR-Bより早期再発を10%減

G-Bは**新規抗CD20抗体オビヌツズマブ**とベンダムスチンを併用した治療法です。

R-B同様、もしくはそれ以上の効果が期待され、最近の濾胞性リンパ腫の治療の中心になっていると思われます。

治療効果として早期再発する患者をR-Bよりも10%減らすことができます。そういった予後不良な患者群の一部をレスキューできるのはメリットです。

■ リンパ球減少の対応が重要

R-Bと管理に大きな違いはなく、**CD4リンパ球が著減**するため、**ST合剤やアシクロビル**の内服は必須になります。

B 型肝炎の既感染については必ず確認し、再活性化リスクを確認します。
他に CMV を含めた稀な感染症のリスクも念頭に置いて治療をします。

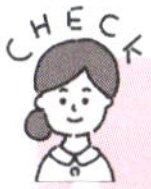

● 好中球減少　感染リスク上昇

R-B と G-B で一番異なるのは好中球減少である。寛解導入療法（6 コースの治療期間）は約 20 ～ 25%の Grade3 以上の好中球減少があるが、これは両群で差がない。
維持療法部分での好中球減少と感染リスク上昇が G-B（というよりオビヌツズマブ維持）の特徴で、注意が必要である。
ただ、基本的にはリンパ球減少の管理が重要。

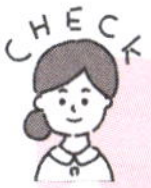

● 維持療法期間に油断しないこと

オビヌツズマブの維持療法が 2 ヶ月 1 回 2 年間行われる。この維持療法期間中の好中球減少と感染リスクに差があるが、6 コースの期間では大きな有害事象の差はない。
R-B 同様の管理でこの期間は大丈夫だが、維持療法期にむしろ油断しないことが重要である。

看護のポイント

1. リンパ球減少による帯状疱疹などのウイルス感染・ニューモシスチス肺炎などに注意。
2. 投与時の血管痛・infusion reaction に注意。
3. 皮疹の頻度が多いので、投与初期は気にしておく。

3 G-CHOP

●スケジュール

抗がん剤名	投与量	Day1	2	3	4	5	…	8	…	15	…
オビヌツズマブ（GA101）	1,000 mg/body	↓						(↓)		(↓)	
シクロホスファミド（CPA）	750 mg/m^2	↓									
ドキソルビシン（DXR）	50 mg/m^2	↓									
ビンクリスチン（VCR）	1.4 mg/m^2	↓									
プレドニゾロン（PSL）	60 mg/m^2	↓	↓	↓	↓	↓					

●特に注意すべき副作用とケアのチェックポイント

注意すべき副作用	起こりやすさ	発症時期と注意点
好中球減少	71%	Grade3 以上が 71%
発熱性好中球減少症	11%	Grade3 以上が 11%
infusion reaction	9%	Grade3 以上が 9%
末梢神経障害	50% 前後	R-CHOP のデータ、Grade3 以上が 3%
便秘	ほぼ 100%	Grade3 以上が 8%、基本的に出る
感染症	7.3%	Grade3 以上の感染症が 7.3%

チェックリスト	確認内容
心エコー	ドキソルビシン投与前に確認、EF 50% 前後の患者は注意
CT	リンパ腫評価で必須だが、感染源も確認

解説

■ G-CHOP　BULKY や進行早そうな濾胞性リンパ腫に

G-CHOP 療法は新規抗 CD20 抗体である**オビヌツズマブと CHOP 療法**の併用です。

個人的には Bulky mass のある濾胞性リンパ腫や R-B からの早期再発で**アグレッシブな印象**のある濾胞性リンパ腫の患者で用いています。

■ 好中球減少　Infusion reaction 対策

副作用は R-CHOP とほぼ同じですが、**好中球減少や維持療法中の感染症**に注意が必要です。

G-CHOP は **1 コース目が毎週投与で 3 回**ですが、患者の状況により最初のオビヌツズマブをスキップしていることもあります。

それは **infusion reaction 対策**で腫瘍量が減ってからオビヌツズマブを加えるためです。

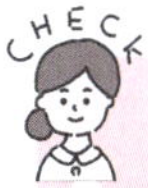

● 神経障害のチェックは重要

R-CHOP もそうだが、一番注意するべき副作用は**神経障害**だと思っている。

気にするドクターであれば良いが、後遺症になりうる副作用のため、ぜひ看護師も目を光らせてほしいと思っている（特に糖尿病などの神経障害がある患者）。

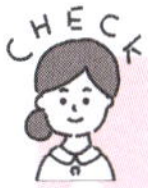

● 心機能評価重要

他にはドキソルビシンが入るので**心機能の評価は必須**になる。

よく累積上限量の記載があるが、これは 10％の患者で心不全が出る量なので、早い人はもっと早い。そういった人たちをピックアップして対策するために、必ず心エコーはチェックする必要がある。

看護のポイント

1. 好中球減少による発熱、感染症に注意。
2. CHOP 療法は神経毒性が後遺症になりうるので、神経毒性に注意（日常生活にしようが出たら Grade2）。
3. 心不全・infusion reaction などにも注意。

4 R2

●スケジュール

抗がん剤名	投与量	Day1	…	8	…	15	…	21	22
リツキシマブ（RIT）	375 mg/m^2	↓		(↓)		(↓)			(↓)
レナリドミド（LEN）	20 mg/body	↓	↓	↓	↓	↓	↓	↓	

●特に注意すべき副作用とケアのチェックポイント

注意すべき副作用	起こりやすさ	発症時期と注意点
好中球減少	58%	Grade3 以上が 50%
皮疹	32%	Grade3 以上が 3%
発熱	21%	薬剤熱の可能性がある発熱あり
感染症	63%	Grade3 以上が 15%
infusion reaction	15%	Grade3 以上が 2%

チェックリスト	確認内容
d-dimer など	血栓症のリスクがあるのでチェック
血栓症リスク評価	リスクが高い場合、抗凝固剤の予防を考慮

解説

■ R2　Slow な再発に

リツキシマブ - レナリドミド（R2）療法は再発難治濾胞性リンパ腫の治療法の 1 つです。

ゆっくりした再発で、早期再発（POD24 という 2 年以内の再発）患者によく使用されます。アグレッシブな再発には厳しいですが、効果は十分に期待できます。

■ 投与スケジュール　コースで変わる

R2 療法は**1 コース目は毎週リツキシマブ**が投与され、2 コース目から 5 コース目は 4 週 1 回の投与になります。

レナリドミドは 20 mg を 21 日間内服し、7 日休薬を合計 1 年間実施します。

CHECK

好中球減少　皮疹・発熱

副作用は**好中球減少**に気を付けるほか、**皮疹や発熱の対応**が必要である。皮疹はレナリドミドは比較的多い薬剤で、2～3割の患者で14日目くらいに出てくる。

軽度の皮疹であれば**抗ヒスタミン剤の併用**で十分に対応できるが、継続が困難なレベルの皮疹が出ることもある。

CHECK

感染予防　血栓予防

R-BやG-Bから十分な期間があれば**ST合剤やアシクロビル**はあまり必要ない印象もあるが、著者は早期再発に使用することが多いので、併用していることも多い。

血栓症予防については日本人（アジア人）は頻度も少ないのであまり行っていないが、リスクのある患者や既往のある患者は抗凝固剤の併用を行っている。

看護のポイント

1. 薬剤性の発熱・皮疹に注意、infusion reaction も投与初期は注意。
2. 感染症の頻度が多いので、発熱などには注意（肺炎など比較的起こしやすい）。
3. 血栓症のリスクが高い患者では、下肢静脈血栓症や肺塞栓などの症状にも注意。

5 EZH2 阻害剤

●スケジュール

抗がん剤名	投与量	DayⅠ	2	3	4	5	6	…
タゼメトスタット（TAZ）	800 mg/ 回　1 日 2 回	↓↓	↓↓	↓↓	↓↓	↓↓	↓↓	↓↓

●特に注意すべき副作用とケアのチェックポイント

注意すべき副作用	起こりやすさ	発症時期と注意点
味覚異常	52.9%	頻度が多く、患者が気にする副作用
好中球減少	5.9%	Grade3 以上が 5.9%、目標は 750/μL 以上
脱毛	10 ～ 20%	分子標的薬だが、脱毛があるので注意
光線過敏症	頻度不明	日光への長期暴露は避ける

チェックリスト	確認内容
内服薬	CYP3A4、CYP2C8 に関与する
コンパニオン診断	EZH2 のコンパニオン診断試薬を用いて検査する

解説

■ EZH2 阻害剤　76.5% の奏効率

タゼメトスタットは EZH2 の阻害薬で、2 つ以上の治療に効果が乏しい（**3 ライン目以降に処方**）EZH2 変異陽性濾胞性リンパ腫の治療薬です。

奏効率は 76.5% と比較的高いです。

病理標本を用いたコンパニオン診断薬での遺伝子検査が必要です。

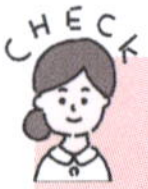

● **好中球減少は軽度　味覚障害が多い**

過去の治療の影響も考慮し、ST 合剤やアシクロビルの内服も視野に入れること。**好中球が 1,000/μL 未満になる頻度は少ない**ため、抗菌薬などの予防内服は不要である。

よくある副作用として**味覚障害**があり、高齢者などで摂食困難になると使いにくいかもしれない。

● 脱毛がポイント

他に頻度が高い副作用として**脱毛**がある。分子標的薬であること、過去に使用している可能性が高い **R-B や G-B、R2 などが脱毛がない**ため、脱毛については触れておくべきかと思う。

脱毛があるのは 1 ~ 2 割だが、気にする患者が多いので、リスクは説明したほうが良い。

● 肝代謝　併用薬注意

肝代謝の薬で CYP3A4 や CYP2C8 などに関連する薬剤との併用に注意することと、肝障害があると血中濃度が上がりやすいことは念頭に置いておく必要がある。

看護のポイント

1. 味覚障害による食事量減少などに注意。
2. RB、GB、R2 では脱毛が起きないため、左記で前治療を行った患者では、脱毛についての説明を行い、脱毛の訴えにも注意する。

6 チラブルチニブ

●スケジュール

抗がん剤名	投与量	Day1	2	3	4	5	…
チラブルチニブ（TIRA）	480 mg/day	↓	↓	↓	↓	↓	↓

●特に注意すべき副作用とケアのチェックポイント

注意すべき副作用	起こりやすさ	発症時期と注意点
好中球減少	22.9%	Grade3 以上が 9.1%
皮疹	30 ～ 60%	Grade3 以上が 5 ～ 10%、様々な皮疹が出る
ニューモシスチス肺炎	2.3%	稀だが注意

チェックリスト	確認内容
内服薬	CYP3A4 で代謝されるので、併用薬注意
予防内服	ST 合剤・アシクロビルは検討
抗ヒスタミン剤	皮疹が出やすく、抗ヒスタミン剤やステロイドを検討

解説

■ チラブルチニブ　WM/PCNSL

BTK 阻害薬のうち、イブルチニブ・アカラブルチニブなどはすでに CLL などで出ていますので、ここでは**チラブルチニブ**を扱います。

チラブルチニブも第 2 世代の BTK 阻害薬で、**不整脈などの頻度は少ない**薬剤です。

適応として**原発性マクログロブリン血症**（WM）や**中枢原発悪性リンパ腫**（PCNSL）などがあります。

● 皮疹が多い　対策検討

WM と PCNSL の臨床試験で少しずつ頻度が違うが、注意すべきことは**皮疹の多さ**である。
皮疹が未治療 WM では 6 割の患者に出ている。
抗ヒスタミン剤やステロイドの併用が推奨されているが、Grade3 が出たら休薬して改善を確認後に減量して再開する。

● ST 合剤　2 コース目から

ニューモシスチス肺炎は頻度が低いが、致死的な合併症のため、最初に**皮疹が出ないことを確認した後に ST 合剤を開始**すると良いのではないかと思う。
ST 合剤も皮疹が出やすいため、どちらの皮疹かわかりにくくなる。
ただ、前治療で**リンパ球減少がないなら、不要かも**しれない。

● 重症薬疹　WM ならスイッチ検討

PCNSL に適応があるように CNS 病変に対しても有効で、Bing-Neel 症候群という**中枢神経病変を伴う WM** では良い適応と言われている。
WM に対してはイブルチニブも使用できるので、**重症薬疹が出たらスイッチ**でも良いかもしれない。

看護のポイント

1. リンパ球減少による帯状疱疹などのウイルス感染・ニューモシスチス肺炎などに注意。
2. 皮疹の頻度が多く、初期は注意が必要。

1 R-CHOP

●スケジュール

抗がん剤名	投与量	Day1	2	3	4	5	6	…	21
リツキシマブ（RIT）	375 mg/m²	↓							
シクロホスファミド（CPA）	750 mg/m²		↓						
ドキソルビシン（DXR）	50 mg/m²		↓						
ビンクリスチン（VCR）	1.4 mg/m²		↓						
プレドニゾロン（PSL）	100 mg/body		↓	↓	↓	↓	↓		

●特に注意すべき副作用とケアのチェックポイント

注意すべき副作用	起こりやすさ	発症時期と注意点
好中球減少	73.7%	Grade3 以上が 7 割
発熱性好中球減少症	17.7%	Grade3 以上が 17.7%
感染症	10.7%	Grade3 以上が 10.7%
神経毒性	約 50%	Grade3 以上が 3.3%
便秘	ほぼ 100%	R-mini-CHOP で Grade3 以上が 8%

チェックリスト	確認内容
心エコー	ドキソルビシン投与前の心機能確認
糖尿病	PSL の用量調整および、末梢神経障害の有無を確認
CT	リンパ腫評価で必須だが、感染源も確認

解説

R-CHOP　Gold Standard

R-CHOP は非ホジキンリンパ腫の Gold standard というべき治療です。最近、Pola-R-CHP が出るまでは初発患者に対する治療で「効果」「副作用」ともに最も優れた治療とされていました。

Pola-R-CHP が出た今でも多くの患者でまだ治療が行われています。

骨髄抑制　神経毒性

R-CHOP の副作用は骨髄抑制と神経毒性の 2 つにまず気をつける必要があります。

血液疾患の治療薬であり、Grade3 以上の好中球減少が 7 割に出ます。好中球が下がることは織り込み済みで対応していますが、患者によっては 500/μL 未満まで下がることがあり、注意が必要です。

便秘も神経毒性の一つの症状ですが、これは下剤で対応します。

CHECK

VCR の用量制限毒性　神経毒性

後遺症になる可能性もあり注意が必要な副作用は神経毒性である。Peg-G-CSF の登場以降、血球減少に対して管理しやすくなったが、ビンクリスチンの用量制限毒性は神経毒性である。骨髄抑制は弱い薬であり、年齢や神経障害の状況に合わせた減量が必要である。

神経毒性については是非看護師も注意してほしい。

CHECK

リンパ球著減　稀だが ST 合剤検討

10％未満くらいの頻度だが、リンパ球がかなり下がる患者がいる。200 名くらいをピックアップすると 10 名くらいに ST 合剤を予防内服した方が良い患者が出てくる。リンパ球が減っている患者では、CD4 リンパ球の確認を行った方が良い。

ただ、昔は Chemo 直前の血算で推測できたものが、Peg-G-CSF で推測が難しくなってきた。8 〜 9 割の患者では不要だが、ST 合剤の投与も検討が必要である。

看護のポイント

1. 好中球減少中の発熱、感染症に注意。
2. 神経毒性が出てくるので、日常生活に支障がないか確認。
3. 便秘の訴え、便秘の対応に注意（油断すると麻痺性イレウスになる）。

2 Pola-R-CHP

●スケジュール

抗がん剤名	投与量	Day1	2	3	4	5	6	…	21
ポラツズマブ　ベドチン（Pola）	1.8 mg/kg		↓						
リツキシマブ（RIT）	375 mg/m²	↓							
シクロホスファミド（CPA）	750 mg/m²		↓						
ドキソルビシン（DXR）	50 mg/m²		↓						
プレドニゾロン（PSL）	100 mg/body		↓	↓	↓	↓	↓		

●特に注意すべき副作用とケアのチェックポイント

注意すべき副作用	起こりやすさ	発症時期と注意点
好中球減少	28.3%	Grade3 が 28.3%、Peg-G-CSF も使用してのデータ
末梢神経障害	52.9%	Grade3 以上が 1.6%
発熱性好中球減少症	14.3%	好中球減少患者の半数に発熱あり

チェックリスト	確認内容
心エコー	ドキソルビシン投与前の心機能確認
糖尿病	PSL の用量調整および、末梢神経障害の有無を確認
CT	リンパ腫評価で必須だが、感染源も確認

解説

■ Pola-R-CHP　PFS で R-CHOP を超える

Pola-R-CHP は R-CHOP を PFS で初めて凌駕した治療レジメンです。

R-CHOP のビンクリスチンをポラツズマブ　ベドチン（Pola）に変更した治療法で、副作用は R-CHOP とほとんど変わりないです。

■ ABC-DLBCL　Pola が有効

この治療法は DLBCL の中で、予後不良と言われる ABC タイプに特に改善効果が期待されます。

末梢神経障害がPola-BRを見ていても軽い印象があり、もしかするとビンクリスチンよりも神経毒性のある患者で良いのではないかと考えていますが、臨床試験のデータでは神経毒性に差がありません。

■ R-CHOPと同じ対応でOK

好中球減少が外来治療では問題になります。Polaが抗体なのでPeg-G-CSFを使用するのはどうかと考えたりもしましたが、大きな問題はなく使用できるようです。

好中球減少の対応も含め、R-CHOPと大きな変わりはありません。

■ Polaはinfusion reaction少なめ

Polaは抗がん剤を結合した抗体のため、DDS（ドラッグストアデリバリーシステム）を目的とした薬剤であり、免疫細胞を用いた治療ではありません。

そのため**infusion reactionはリツキシマブほど多くはありません**が、リツキシマブとの同日投与（特に1コース目）は避けた方が無難です。なお、リツキシマブは初回をスキップすることがありますが、Polaは普通に実施できます。

看護のポイント

1. 好中球減少中の発熱、感染症に注意。
2. 神経毒性が出てくるので、日常生活に支障がないか確認。
3. 便秘の訴え、便秘の対応に注意（油断すると麻痺性イレウスになる）。

3 DA-R-EPOCH

●スケジュール

抗がん剤名	投与量	Day1	2	3	4	5	6	…	21
リツキシマブ（RIT）	375 mg/m^2	↓							
エトポシド（ETP）	50 mg/m^2		→	→	→	→			
シクロホスファミド（CPA）	750 mg/m^2						↓		
ビンクリスチン（VCR）	0.4 mg/m^2		→	→	→	→			
ドキソルビシン（DXR）	10 mg/m^2		→	→	→	→			
プレドニゾロン（PSL）	60 mg/m^2		↓	↓	↓	↓	↓		

●特に注意すべき副作用とケアのチェックポイント

注意すべき副作用	起こりやすさ	発症時期と注意点
好中球減少	ほぼ100%	好中球減少の程度を見て漸増するため、100%
発熱性好中球減少症	35%	Grade3 以上が 35%
神経障害	65.4%	Grade3 以上が 18.6%

チェックリスト	確認内容
心エコー	ドキソルビシン投与前の心機能確認
糖尿病	PSL の用量調整および、末梢神経障害の有無を確認
CT	リンパ腫評価で必須だが、感染源も確認
用量調整	前治療で好中球減少軽ければ CY、DXR を増量

解説

■ 高悪性度リンパ腫　初回治療

DA-R-EPOCH は救援化学療法ではなく、高悪性度リンパ腫（バーキットリンパ腫、high grade B cell lymphoma）の初回治療で使用されます。CD5 陽性 DLBCL などでも適応になる可能性があります。

使用している薬剤は R-CHOP+ エトポシドですが、持続点滴というのがポイントです。

■ CV 必要　FN 35％と感染注意

壊死性抗がん剤の持続点滴が行われるため、**CV 確保が必要**になります。

副作用の中心は骨髄抑制になりますが、好中球減少が 100％あります。なぜなら、好中球数の最低値に合わせて**抗がん剤を漸増**するためです。**発熱性好中球減少症は 35％**にありますので、感染にも注意が必要です。

CHECK

● 心機能評価　高血糖に注意

治療前の準備は**心機能評価と高血糖リスク評価**で可能だが、神経障害は引き続き高めになる。R-CHOP の方が神経毒性は強い印象があるが、臨床試験のデータとしては Grade3 は 18.6％と高くなっている（著者は持続点滴が良いのか、あまり経験がない）。

CHECK

● CY、DXR　用量調整

基本的に救援化学療法ではなく、R-CHOP では完治しにくそうなタイプの悪い悪性リンパ腫の**初回治療**に用いられる。

CV が必要な治療であることと、骨髄抑制の程度を見て抗がん剤を増やすこと（**骨髄抑制が用量制限毒性のシクロホスファミドとドキソルビシン**）を覚えておくこと。

看護のポイント

1. 好中球減少中の発熱、感染症に注意。
2. 神経毒性が出てくるので、日常生活に支障がないか確認。
3. CV 投与のはずだが、末梢ルートの場合は抗がん剤漏出に注意。

4 R-ESHAP

●スケジュール

抗がん剤名	投与量	Day1	2	3	4	5	6	…	21
リツキシマブ（RIT）	375 mg/m^2	↓							
エトポシド（ETP）	40 mg/m^2		↓	↓	↓	↓			
シタラビン（AraC）	2,000 mg/m^2						↓		
シスプラチン（CDDP）	25 mg/m^2		→	→	→	→			
メチルプレドニゾロン（mPSL）	500 mg/body		↓	↓	↓	↓	↓		

●特に注意すべき副作用とケアのチェックポイント

注意すべき副作用	起こりやすさ	発症時期と注意点
好中球減少	100%	Grade3 以上になる
発熱性好中球減少症	33.5%	FN は起こりやすい
血小板減少	ほぼ 100%	血小板輸血が 3 割に必要
高血糖	13.1%	糖尿病の人は特に注意
神経障害	1.2%	Grade2 以上が 1.2%、日常生活に使用が出るレベル
治療関連死亡	1.8%	悪性リンパ腫の救援療法の中で比較的リスク高い

チェックリスト	確認内容
遮光	シスプラチンは遮光、24 時間持続点滴のため、光で分解する
CT	感染リスクも高く、治療前に評価
糖尿病	神経障害よりは高血糖リスクの評価
神経障害	5 コースくらい行うと出る可能性あり。急にくる
ステロイドの点眼	結膜炎の予防をする
予防内服	LVFX や抗真菌薬だけでなく、ST 合剤とアシクロビルも

解説

ETP、HDAC、CDDP　救援化学療法の幹

R-ESAHP は R-CHOP では使用していない薬剤を複数用いた救援化学療法です。

エトポシド・シスプラチン・大量シタラビンなど「救援化学療法」の**幹となる薬剤**が使用されています。キードラッグを複数用いており、ある程度期間の経った再発であれば効果は高いと言えます。

■ FNなど感染注意　死亡率2%

大量シタラビンを含んだ治療のため、すべての患者で**Grade3以上の好中球減少**がでます。そのため、**発熱性好中球減少症（FN）**が起こりやすく、3割に発症します。**2%程度で死亡リスク**があり、患者を選ぶ治療法になります。

CHECK

● 神経障害・高血糖

シスプラチンの投与にあたって遮光が重要になる。神経障害は報告では1.2%とされているが、これはGrade2以上である。Grade2は日常生活に支障があるレベルなので、**軽度の神経障害は多くの患者で出ている**。持続点滴のためか、腎障害は少ない。他に**高血糖にも注意**すること。

CHECK

● 早期再発→ Chemo無効　CAR-T、BiTE、Pola使用

救援化学療法の最初に書くが、**12ヶ月以内の再発はほとんどの救援化学療法は効果がない**。そのため「CAR-T療法」や「Pola-BR」などが**早期再発の対処の中心**になる。
古典的な救援化学療法の良い適応は「1年以上の期間が空いた再発」になる。

看護のポイント

1. 好中球減少が強く感染死のリスクがあるため、発熱、感染症に注意し速やかに対応すること。
2. 神経毒性が急に出てくるので、悪化する前に対応できるように気にしておく。
3. シスプラチンの投与は遮光。

5 R-GDP

●スケジュール

抗がん剤名	投与量	Day1	2	3	4	5	…	9	…	21
リツキシマブ（RIT）	375 mg/m²	↓								
ゲムシタビン（GEM）	1,000 mg/m²		↓					↓		
デキサメタゾン（DEX）	40 mg/body		↓	↓	↓	↓				
シスプラチン（CDDP）	75 mg/m²		↓							

●特に注意すべき副作用とケアのチェックポイント

注意すべき副作用	起こりやすさ	発症時期と注意点
発熱性好中球減少症	9%	Grade3 以上が 9%
血小板減少	66.7%	輸血する頻度が 31%
好中球減少	88.2%	Grade3 以上が 64.7%
聴覚障害	25.5%	シスプラチンはいきなりくるので注意
感覚神経障害	30%	シスプラチンはいきなりくるので注意
腎機能障害	19.6%	Grade3 以上はなし、補液

チェックリスト	確認内容
補液	シスプラチン腎障害予防で、できるなら 3L、無理なら 2L
心エコー	大量補液に耐えられる心臓かを確認
予防内服	ST 合剤は検討

解説

高齢者でもできる救援化学療法

R-GDP は DLBCL の救援治療として使用される治療の中では高齢者にも適用できるものと言えます。

ゲムシタビン、シスプラチンという CHOP では使用していない薬を使うため、1 年以上経った再発患者では効果が期待できます。

80 代にも使用できますが、その場合、Day9 のゲムシタビンはスキップすることもあります。

■ 好中球減少　Day9 で調整

他の救援化学療法同様に好中球減少が Grade3 以上が 6 割に出ます。しかし、Day9 を投与しないと決めれば peg-G-CSF で対応できるため、好中球減少の対応が比較的楽になります。

Day9 を加えると若年者でも骨髄抑制がつらくなることもあります。

CHECK

● 腎障害・神経障害

管理のポイントはシスプラチンの腎障害予防になる。

他に神経障害がシスプラチンはいきなりくる。500 mg/m² を超えると 7 割に出る。6 コース行うと 450 mg/m² になり、神経障害が 3 ～ 4 割の患者に出る。

高齢者や糖尿病などの患者では出やすい場合があるので注意が必要である。

CHECK

● GCD 神経毒性弱い　骨髄毒性増強

R-GDP は神経障害などが問題になるが、シスプラチンをカルボプラチンに変更する GCD 療法がある。

カルボプラチンは骨髄抑制が強い代わりに神経毒性は弱いとされている。骨髄抑制に耐えられるなら、GCD に変更する方が安全かもしれない。

看護のポイント

1. 好中球減少中の発熱、感染症に注意。
2. 神経毒性・腎障害などシスプラチンの副作用に注意（特に後半コースの神経障害）。
3. 糖尿病患者では血糖値に注意。

6 R-DHAP

●スケジュール

抗がん剤名	投与量	Day1	2	3	4	5	…	9	…	21
リツキシマブ（RIT）	375 mg/m²	↓								
シスプラチン（CDDP）	100 mg/m²		→							
シタラビン（AraC）	2 g/m²			↓						
デキサメタゾン（DEX）	40 mg/body		↓	↓	↓	↓				

●特に注意すべき副作用とケアのチェックポイント

注意すべき副作用	起こりやすさ	発症時期と注意点
好中球減少	79%	Grade3 以上が 79%
血小板減少	92%	Grade3 以上が 92%
発熱性好中球減少症	23%	Grade3 以上が 23%
低カリウム血症	23%	Grade3 が 23%

チェックリスト	確認内容
遮光	シスプラチンは遮光、24 時間持続点滴のため、光で分解する
糖尿病	高血糖リスクの評価
神経障害	報告はないが、通常 4 ～ 5 コースで神経障害を起こす
ステロイドの点眼	結膜炎の予防する
予防内服	LVFX や抗真菌薬だけでなく、ST 合剤とアシクロビルも
心エコー	大量補液に耐えられる心臓かを確認

解説

■ HDAC と CDDP　初発 MCL にも

R-DHAP は**初発のマントル細胞リンパ腫や DLBCL の救援化学療法**などで使用されるレジメンです。

特徴は**シスプラチンと大量シタラビンの併用療法**で、R-CHOP では使用されていない薬剤が主体であること、使用する薬剤が少なめであることです。

■ FN、PLT 輸血　入院管理必要

血球減少が副作用の主体で、シスプラチンによる腎障害の頻度は少ないです。

好中球減少は Grade3 以上が 8 割に出ること、**血小板輸血**も必要になる可能性が高いため、**入院管理が必要**です。大量シタラビンを含む治療は入院管理が無難です。

発熱性好中球減少症も 2 割程度に出てきます。

■ アシクロビル ST 合剤も必要

大量シタラビンに対しての対応、**アシクロビル・ST 合剤**の予防内服など必要な処置を行えば、比較的高齢者でもできる治療です。

75 歳未満くらいを対象にしていますが、**70 ～ 75 歳は患者を見て判断**しています。

● 補液管理　神経毒性も注意

シスプラチン使用にあたり、**補液量が増える**ため**低カリウム血症**になることがある。

また、**シスプラチンの神経障害**が問題になる。

500 mg/m^2 を超えると 7 割近い患者に症状が出ること、神経細胞体にダメージを与えるため、ビンクリスチンのように症状が徐々に出てこずに**急に出る**のには注意が必要である。

看護のポイント

1. 大量シタラビン療法であり、好中球減少中の発熱、感染症に注意。
2. 神経毒性・腎障害などが出てくるので、神経障害には特に注意を払う。

7 CHASER

●スケジュール

抗がん剤名	投与量	Day1	2	3	4	5	…	9	…	21
リツキシマブ（RIT）	375 mg/m^2	↓								
シクロホスファミド（CPA）	1,200 mg/m^2		↓							
シタラビン（AraC）	2 g/m^2			↓	↓					
エトポシド（ETP）	100 mg/m^2		↓	↓	↓					
デキサメタゾン（DEX）	40 mg/body		↓	↓	↓					

●特に注意すべき副作用とケアのチェックポイント

注意すべき副作用	起こりやすさ	発症時期と注意点
好中球減少・血小板減少	100%	ともに Grade3 以上が 100%
発熱性好中球減少症	78%	Grade3 以上が 78%

チェックリスト	確認内容
糖尿病	神経障害よりは高血糖リスクの評価
ステロイドの点眼	結膜炎の予防をする
予防内服	LVFX や抗真菌薬だけでなく、ST 合剤とアシクロビルも

解説

■ プラチナフリー　救援化学療法

CHASER は**プラチナ系抗がん剤を含まない**救援化学療法で、日本で開発された治療レジメンです。

欧米の DLBCL の救援化学療法ではプラチナを含んだ治療法が推奨されていますが、**プラチナ系は（補液の関係で）腎機能や心機能、神経障害などのリスク**があります。CHASER のメリットは骨髄抑制以外の副作用が少ないことです。

■ 骨髄抑制強い

シクロホスファミドの量が比較的多く、大量シタラビンが 2 回入るので、**骨髄抑制は強**

く、ほぼ100%の患者で好中球が0になります。そのため感染リスクが非常に高く、白血病の治療並みになります。

しかし、G-CSFを併用することで、大概はDay12～15の間に回復してきます。

■ PBSCHに使用可能

CHASERは末梢血幹細胞採取にも使用される治療法です。

Day12～15の期間、特にDay13、14あたりで採取することが多かった印象ですが、プロトコールではDay15になっていたと思います。

■ 骨髄抑制以外の副作用が少ない

CHASERを使用する患者はプラチナを避ける患者が多いかと思います。骨髄抑制以外の副作用は少ないという特徴があり、大量シタラビンの対処だけで良いという意味では比較的やりやすい治療レジメンになります。

看護のポイント

1. 大量シタラビン療法による好中球減少中の発熱、感染症に注意。
2. 予防内服が行われていることも確認する。

8 Pola-BR

●スケジュール

抗がん剤名	投与量	Day1	2	…	21
ポラツズマブ　ベドチン（Pola）	1.8 mg/kg		↓		
ベンダムスチン（Benda）	90 mg/m^2	↓	↓		
リツキシマブ（RIT）	375 mg/m^2	↓			

●特に注意すべき副作用とケアのチェックポイント

注意すべき副作用	起こりやすさ	発症時期と注意点
リンパ球減少	100%	1コース目以降 Grade3 以上が出るので予防内服を
好中球減少	53.8%	Grade3 以上が 53.8%
血小板減少	48.7%	Grade3 以上が 48.7%
Infusion reaction	43.6%	Grade3 以上が 10.3%、リツキシマブのタイミング注意
発熱性好中球減少症	10.3%	Grade3 以上が 10.3%
末梢神経障害	43.6%	Grade0 〜 1 であまり気にならない

チェックリスト	確認内容
予防内服	ST 合剤、アシクロビルの内服は必須
B 型肝炎の確認	B 型肝炎の既感染の有無、HBV-DNA のフォロー、予防内服など
CT	リンパ腫評価で必須だが、感染源も確認

解説

12ヶ月以内の再発にも有効

Pola-BR は再発 DLBCL に対する治療薬で、**CD79b に対してのモノクローナル抗体に抗がん剤を結合した薬であるポラツズマブ　ベドチンと BR の併用療法**です。

今までの救援化学療法と異なり、**12ヶ月以内の再発でもそれなりに有効**です。

私自身が使用した患者では初回再発の患者であれば有効率は 7 〜 8 割というところです。

■ リンパ球減少　ウイルス感染増加

副作用の主なものはリンパ球減少で、これに関連する感染症が一番怖いような気がします。

濾胞性リンパ腫などの RB、GB と変わりないのですが、低悪性度リンパ腫の場合は副作用のため 3 ～ 4 コース目で終了することもあります。DLBCL の場合は再発後であることを考えると、効果があるなら極力継続が良いので、6 コース遂行を目指すため有害事象で困ることがあります。

CHECK

● 好中球減少はスケジュール調整も

血球減少・末梢神経障害などはおそらく対応可能である。

血球減少に関しては、本来は 21 日サイクルだが、高齢者では途中で 28 日に延ばすことも一つの方法である。

80 歳以上でも数人実施しているが、後半キツくなるので 2 コース目で寛解を確認した患者では 3 コース目以降は 28 日サイクルにしている。

CHECK

● CMV 再活性化　CMV 感染症注意

RB などでも CMV が問題になることが多いが、リンパ球減少の状況で中断できる低悪性度リンパ腫と異なり、DLBCL に対する Pola-BR の方が CMV 再活性化が多い印象がある。

リンパ球減少が強く出ている患者では CMV 関連検査（抗原や PCR）を行った方が良い。

看護のポイント

1. リンパ球減少による帯状疱疹などのウイルス感染・ニューモシスチス肺炎などに注意。
2. 投与時の血管痛・infusion reaction に注意。
3. 皮疹の頻度が多いので、投与初期は気にしておく。

9 エプコリタマブ

●スケジュール

抗がん剤名	投与量	Day1	…	8	…	15	…	22	…	28
エプコリタマブ（Epco）	0.16 mg	↓								
エプコリタマブ（Epco）	0.8 mg			↓						
エプコリタマブ（Epco）	48 mg					↓		↓		

●特に注意すべき副作用とケアのチェックポイント

注意すべき副作用	起こりやすさ	発症時期と注意点
サイトカイン放出症候群	49.7%	Grade3 以上が 2.5%
免疫エフェクター細胞関連神経毒性症候群	6.4%	Grade3 以上が 0.6%
腫瘍崩壊症候群	1.3%	Grade3 以上（臨床的 TLS）が 1.3%
好中球減少	14.6%	Grade3 以上が 14.6%

チェックリスト	確認内容
前投薬	1 コース目の Day1、8、15、22 に副腎皮質ホルモン剤、抗ヒスタミン剤、解熱鎮痛剤（30 ～ 120 分前）
後療法	1 サイクル目のエプコリタマブ投与後 1、2、3 日目：副腎皮質ホルモン剤
2 コース目以降	Grade2 以上の CRS を認めた場合、1 サイクル目と同様の予防を

解説

CD3、CD20 の BiTE 抗体

エプコリタマブは CD3 と CD20 の BiTE 抗体です。完全抗体であり、半減期が長いことがブリナツモマブとの違いです。

最初はローディングで毎週投与です。1 コース目は漸増、2 ～ 3 コース目は毎週投与、4 ～ 9 コース目は 2 週間毎、10 コース目以降は 4 週サイクルになります。

● CRS、ICANS TLS に注意

免疫を利用した薬剤のため、主な副作用は**サイトカイン放出症候群（CRS）や免疫エフェクター細胞関連神経毒性症候群（ICANS）**になる。

もちろん腫瘍量が多ければ**腫瘍崩壊症候群**も問題になる。

● CRS key drug トシリズマブ

CRS に関して腫瘍量が一定量以上あれば、ほぼ確実に出ると思われる。CRS の**キードラッグはトシリズマブ**である。発熱などの異常が出た際にトシリズマブの使用ができるように準備しておく必要がある。トシリズマブに加えてステロイドも使用することになる。

● ICANS key drug ステロイド

ICANS の方は**キードラッグはステロイド**で、中枢神経に届かせる量のステロイドを加えるのが重要になる。

トシリズマブを使用することもあるようだが、IL-6 だけでなく、IL-1 や悪さをしているリンパ球を殺す必要があるので、ステロイドが重要になる。

この 2 つの副作用の違いを確認する必要がある。

看護のポイント

1. サイトカイン放出症候群の症状（発熱・頭痛・呼吸困難など）に注意。
2. ICANS（認知機能低下・痙攣・失語・書字不能など）にも注意。
3. 初期治療は腫瘍崩壊症候群にも注意（尿量などチェック）。

10 R-MPV

●スケジュール

抗がん剤名	投与量	Day1	2	3	4	5	6	7	8	…	14
リツキシマブ（RIT）	375 mg/m²	↓									
メトトレキサート（MTX）	3,500 mg/m²		↓								
プロカルバジン（奇数コースのみ）	100 mg/m²		↓	↓	↓	↓	↓	↓	↓		
ビンクリスチン（VCR）	1.4 mg/m²		↓								

●特に注意すべき副作用とケアのチェックポイント

注意すべき副作用	起こりやすさ	発症時期と注意点
好中球減少	21%	Grade3 以上が 21%、MTX の血中濃度次第
肝酵素上昇	51%	Grade3 以上が 51%
腎機能悪化	15%	Grade3 以上が 15%
神経障害	6%	Grade3 以上が 6%、CHOP より VCR 多くなるので注意

チェックリスト	確認内容
尿のアルカリ化	pH 7 以上に維持
フロセミド禁止	利尿剤はアセタゾラミド
尿量を確保	尿量は 2,000 mL/day 以上は最低でも確保
ST 合剤を一旦中止	ST 合剤は MTX の有害事象を増強させる、血球回復後に再開でも良い
胸水・腹水の有無	MTX の血中濃度が遷延する、CT チェック
不妊	プロカルバジンが不妊になるので若年者注意

解説

■ 大量 MTX　プロカルバジン

R-MPV は中枢原発悪性リンパ腫（PCNSL）の標準治療の 1 つです。**大量メトトレキサートを中心に、中枢移行性の高いプロカルバジンを併用したレジメン**になります。R-MPV 後に 60%が完全寛解となり、その後放射線治療＋大量シタラビン療法を行うのがプロトコールのため、PFS 3.3 年・OS 6 年のデータは R-MPV だけのデータではありません。

MTX 管理　補液・尿量　アルカリ化など

ポイントは**メトトレキサートの管理**になります。すでに出てきた管理をより慎重に行うだけですが、**補液・尿のアルカリ化・腹水などのないことを確認**して、慎重に実施すれば 70 代までは問題なく行えるでしょう。

80 代は厳しい印象もありますが、実施できる場合もあるので、**1 回だけでもトライ**して、難しそうであれば**チラブルチニブ**という戦略もありかと思います。

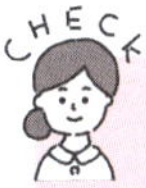

肝障害・腎障害

この投与量だと肝酵素は上昇する。**Grade3 以上が 5 割なので AST/ALT が 200 以上に上昇する可能性が比較的高め**になる。

他、**腎機能の悪化**も多いため、慎重に治療する必要がある。

補液を行うのは重要だが、入れ過ぎて胸水が溜まると次の治療で困ることになる。

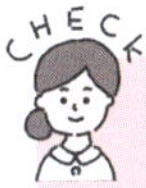

若年者は妊娠に注意

最後に**プロカルバジン**について、この薬は**骨髄抑制も弱く、中枢にも届く良い薬**だが、ほぼ**確実に不妊**になる。

移植前処置以外の抗がん剤で最も不妊のリスクが高い薬である。

若年者で治療を行う場合は、プロカルバジンをどうするかも含めよく検討すること。

看護のポイント

1. 大量メトトレキサートを使用する際の尿量チェック・尿アルカリ化などに注意。
2. 口内炎などのリスクが高いので口腔ケアも行う。

11 A-AVD（ABVD）

●スケジュール

抗がん剤名	投与量	Day1	…	15
ブレンツキシマブベドチン（BV）	1.2 mg/kg	↓		↓
ドキソルビシン（DXR）	25 mg/m^2	↓		↓
ビンブラスチン（VLB）	6 mg/m^2	↓		↓
ダカルバジン（DTIC）	375 mg/m^2	↓		↓
ブレオマイシン（ABVD）	10 mg/m^2	(↓)		(↓)

●特に注意すべき副作用とケアのチェックポイント

注意すべき副作用	起こりやすさ	発症時期と注意点
好中球減少	54%	Grade3 以上が 54%
発熱性好中球減少症	19%	Grade3 以上が 19%
末梢神経障害	29%	Grade3 以上が 5%
嘔気	53%	Grade3 以上が 3%

チェックリスト	確認内容
心エコー	ドキソルビシンが入るので心機能チェック
間質性肺炎のチェック	ブレオマイシンを使用するときは KL-6 も確認しておく
遮光	ダカルバジンは光にあたると血管痛が強くなるため、遮光する

解説

進行期　肺疾患　A-AVD

A-AVD/ABVD はホジキンリンパ腫の標準治療です。

ABVD も有効性は高いですが、**進行期ホジキンリンパ腫**では PFS が A-AVD の方が良いです（OS に有意差はありません）。

他、ブレオマイシンは薬剤性間質性肺炎のリスクが高いため、**肺疾患がある場合**は A-AVD で治療を行うことも多いです。

■ **好中球減少　治療遂行の鍵**

A-AVD/ABVD ともに**好中球減少が強目に出ます**。14 日毎に投与するため、血球減少が原因で予定通りに投与できないことも多いです。

保険適用として推奨するものではありませんが、Day3 に Peg-G-CSF を投与して， Day10～12 くらいに血算をチェックし、Day15 で白血球が下がっているのを確認して、抗がん剤を実施というような方法で継続することもあります。

CHECK

● **末梢神経障害　嘔気・遮光など**

末梢神経障害が比較的多いこと、ダカルバジンによる**吐き気が多い**こともポイントで、アプレピタントを併用することも多い。

ダカルバジンは光で分解され、疼痛物質が出てくるため、点滴だけでなく、**投与ルートも遮光**する必要がある。

CHECK

● **治療完遂で完治の期待大**

ホジキンリンパ腫は A-AVD/ABVD で 8 割の患者に無病生存が期待できるので、**治療を予定通りに遂行できるようにうまく管理**することは重要である。

好中球減少を中心に対応すれば継続は基本的に可能だと思われる。

看護のポイント

1. 基本的には好中球減少中の発熱に注意。
2. 間質性肺炎などのリスクが ABVD ではあるので注意（息切れなど）。
3. ダカルバジンのルートは遮光する。
4. 嘔気が強い治療なので、積極的にアプレピタントを使用。

1 R-HyperCVAD

●スケジュール

抗がん剤名	投与量	Day0	1	2	3	4	…	11	12	13	14	…	21
リツキシマブ（RIT）	375 mg/m²	↓											
シクロホスファミド（CPA）	300 mg/m²		↓↓	↓↓	↓↓								
ビンクリスチン（VCR）	1.4 mg/m² (max 2mg)					↓		↓					
ドキソルビシン（DXR）	50 mg/m²					↓							
デキサメタゾン（DEX）	40 mg/body		↓	↓	↓	↓		↓	↓	↓	↓		

●特に注意すべき副作用とケアのチェックポイント

注意すべき副作用	起こりやすさ	発症時期と注意点
好中球減少	61%	寛解導入では Grade3 以上が 48%
血小板減少	44%	寛解導入では Grade3 以上が 34%
発熱性好中球減少症	45%	Grade3 以上が 8%
末梢神経障害	頻度不明	論文記載はないが、実臨床では 2、3 コース目がポイント

チェックリスト	確認内容
心エコー	ドキソルビシンが入るため
糖尿病	DEX 40 mg の 4 日間で血糖値が急上昇 (500 mg/dL 以上）することもある

解説

■ 高悪性度リンパ腫　マントル細胞リンパ腫

若年のバーキットリンパ腫やマントル細胞リンパ腫で使用される R-HyperCVAD/R-MA を 1 つの治療法として提示します。

バーキットリンパ腫もマントル細胞リンパ腫も 96 ～ 97%に有効で、完全寛解はどちらも 86 ～ 87%であり、重要な治療法です。**バーキットリンパ腫では 3 年 -EFS 80%と 8 割の人は完治する可能性**があります。

CHECK

血球減少　FN に注意

有害事象の多くは**血球減少**であり、医師が注意深く様子を見ているはずだが、それに伴う**発熱性好中球減少症（FN）**には常に気をつける必要がある。

FN は既に記載した通りだが、対応が遅れた場合、1970 年代の良い治療がない時代では死亡率は 71% と敗血症性ショックを超える。

発熱には常に注意をすること。

CHECK

末梢神経障害　2 ～ 3 コース目重要

もう一つポイントになるのが**末梢神経障害**である。ビンクリスチンは 1 コース 4 mg/body で通常入るため、CHOP と**同量が 3 コース目に入る**。神経毒性に弱い患者では 2 ～ 3 コース目でかなり症状が強くなる。

ビンクリスチンは 12 mg/body を超えると**神経障害の重症度**が上がるとされている。

CHECK

Day11 ～ 14 は発熱がマスクされるので注意

骨髄抑制の時期は患者の状態にもよるが、治療開始して **8 日目から 17 ～ 18 日目までの 10 日間**で、この期間の発熱に注意が必要である。特にデキサメタゾンが入る Day11 ～ 14（リツキシマブのタイミングは含めていない。ある意味タイミング自由）がポイントで、**発熱がわかりにくくなる**ため特に注意が必要である。

看護のポイント

1. 寛解導入療法時は感染リスクがかなり高いので、発熱・感染対応に注意。
2. 3 回目（6 コース目）のタイミングで神経毒性が強くなるので、痺れなどの訴えに注意。
3. DEX 投与中の高血糖・発熱がマスクされている可能性に注意。

2 R-MA

●スケジュール

抗がん剤名	投与量	Day1	2	3	4
リツキシマブ（RIT）	375 mg/m²	↓			
メトトレキサート（MTX）	200 mg/m²		↓ (2h)		
メトトレキサート（MTX）	800 mg/m²		↓ (22h)		
シタラビン（AraC）	2,000 mg/m²			↓↓	↓↓

●特に注意すべき副作用とケアのチェックポイント

注意すべき副作用	起こりやすさ	発症時期と注意点
好中球減少	99%	Grade3 以上が 90%
血小板減少	99%	Grade3 以上が 96%
粘膜	14%	Grade3 以上が 1%
腎障害	6%	Grade3 以上がない

チェックリスト	確認内容
治療開始前の感染症の有無	好中球は 0 になるため、開始前に感染源がないことが重要
尿のアルカリ化	pH 7 以上に維持
フロセミド禁止	利尿剤はアセタゾラミド
尿量を確保	尿量は 2,000 mL/day 以上は最低でも確保
ST 合剤を一旦中止	ST 合剤は MTX の有害事象を増強させる、血球回復後に再開でも良い
胸水・腹水の有無	MTX の血中濃度が遷延する

解説

■ 骨髄抑制　MTX 関連のチェック

R-Hyper CVAD/R-MA のメトトレキサート・大量シタラビンパートです。これには重要事項は 2 点あります。シタラビンによる骨髄抑制の対応と、初期のメトトレキサートに対する対応です。

■ MTX管理　尿量・尿Phなど

2つ目にメトトレキサートの血中濃度がそれなりに上がることです。R-MPVのような超大量ではないので、だいたいの患者に耐用性はありますが、**尿のアルカリ化・利尿剤はアセタゾラミド・ST合剤の一時中止・胸水や腹水の有無の確認**など行う必要があります。

CHECK

● **好中球0　FN注意**

大量シタラビンが加わる治療では骨髄抑制はかなり強く出る。

一言で言うなら**好中球はなくなり、感染源があれば100%発熱する**ので、感染源がないことを確認することが重要である。

その上で**予防内服**をするかどうかになる。

CHECK

● **抗がん剤が消えたらG-CSF開始**

メトトレキサートの対応が終われば、骨髄抑制が極度に強いだけなので、**早めのG-CSF開始**（メトトレキサートの血中濃度消失and Day6以降に速やかに）を行えば大きな感染症なく管理できる可能性が高いと思われる。

看護師は**尿量・尿pHのチェック**などに加え、やはり**発熱注意**の治療である。

看護のポイント

1. 大量シタラビン療法で好中球減少がかなり強いため、感染症・発熱管理に注意。
2. 大量シタラビン療法のステロイド点眼（全身投与はDEXでOK）を忘れずに行ってもらう。
3. MTXは中等量だが、尿量管理・尿のアルカリ化などにも注意。

1 mLSG15

●スケジュール

抗がん剤名	投与量	Day1	…	8	…	15	16	17	…	28
ビンクリスチン（VCR）	1 mg/m^2	↓								
シクロホスファミド（CPA）	350 mg/m^2	↓								
ドキソルビシン（DXR）	40 mg/m^2	↓								
ドキソルビシン（DXR）	30 mg/m^2			↓						
ラニムスチン（MCNU）	60 mg/m^2			↓						
ビンブラスチン（VLB）	2.4 mg/m^2					↓				
エトポシド（ETP）	100 mg/m^2					↓	↓	↓		
カルボプラチン（CBDCA）	250 mg/m^2					↓				
メチルプレドニゾロン（mPSL）	40 mg/m^2	↓		↓		↓	↓	↓		

●特に注意すべき副作用とケアのチェックポイント

注意すべき副作用	起こりやすさ	発症時期と注意点
好中球減少	98%	Grade4 が 98%
血小板減少	74%	Grade4 が 74%
感染症	32%	Grade3 ～ 4 が 32%

チェックリスト	確認内容
心エコー	ドキソルビシンが高用量入るので、必須
腎機能評価	カルボプラチンの投与量調整が必要
予防内服	骨髄抑制が強いが、ATLL 自体が易感染なので ST 合剤・アシクロビル
モガムリズマブの併用	併用する場合は副作用に注意

解説

ATLL の標準治療

mLSG15 は成人 T 細胞白血病リンパ腫（ATLL）の標準治療です。ATLL は薬剤耐性を獲得しやすい腫瘍で、mLSG15 はステロイドを含めると 8 剤の薬を用いた併用化学療法です。

この治療を行っても完治することはなく、基本的に同種移植へのつなぎという位置づけです。

■ 骨髄抑制強い G-CSF、輸血対応

mLSG15 は骨髄抑制が強い治療で、Day15 あたりで骨髄抑制のために治療が怖くなるような状況になります。

早めに好中球を立ち上げ、輸血をうまく調整しながら実施していきます。

好中球や血小板がかなり下がるのは織り込み済みの治療のため、好中球が下がり出す前に適宜 G-CSF を投与、血小板は 1 万 /μL を下回らないように適宜輸血します。

CHECK

● 予防内服必須

ATLL は CD4 陽性 CD25 陽性の制御性 T 細胞の腫瘍性疾患とされていて、そもそもこれが増加することで感染しやすくなると言われている。

重症感染症の頻度が高いので、感染症には特に注意しながら治療を行う必要がある。

これは ST 合剤やアシクロビルの予防内服も必須である。

CHECK

● 心機能・腎機能チェック

治療開始前に心機能の評価、そして腎機能（ATLL は高カルシウム血症を起こして腎機能が悪化しているケースも多い）の確認が重要である。腎機能によってカルボプラチンの用量調整も必要になる。

また、モガムリズマブを併用する場合（移植しないケースだと思うが）はこの副作用も追加されるので注意が必要である。

看護のポイント

1. ATLL は感染リスクがかなり高い上に好中球がかなり減るので、発熱・感染対応に注意。
2. 予防内服などを忘れていないか確認する。

2 モガムリズマブ

●スケジュール

抗がん剤名	投与量	Day1	…	8	…	15	…	22	…	50
モガムリズマブ（MOG）	1 mg/kg	↓		↓		↓		↓		↓

●特に注意すべき副作用とケアのチェックポイント

注意すべき副作用	起こりやすさ	発症時期と注意点
皮疹	51.9%	Grade3 以上が 13.8%、重症薬疹に注意
infusion reaction	88.9%	Grade3 以上が 11.1%
リンパ球減少	74.1%	Grade3 以上が 74.1%

チェックリスト	確認内容
皮膚科との連携	重症薬疹も含め、発現頻度が高いので当初より連携
コンパニオン診断薬	投与前に CCR4 を確認する
予防内服	ST 合剤やアシクロビルの内服検討（ATLL なので）

解説

■ 抗 CCR4 抗体　infusion reaction に注意

モガムリズマブは日本発の抗体薬で**抗 CCR4 抗体製剤です**。

多くの患者で有効ですが、コンパニオン診断薬があるので CCR4 の確認を行い、治療を開始します。

腫瘍量が多いケースでは **infusion reaction や腫瘍崩壊症候群**に注意してください。

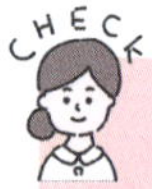

● 重症薬疹が多い皮膚科と連携

モガモリズマブで重要なことは**重症薬疹の頻度が高い**ことである。重症薬疹による死亡例もあるため、事前に皮膚科と連携することが重要になる。

看護師も**皮膚科との連携**が取れているかの確認、皮膚症状の確認、重症薬疹が出た時の対応などを確認しておくと良い。

CHECK

予防内服は必須

ATLL が易感染性の疾患だが、正常なリンパ球も含めて減るため、**予防内服は必須**になる。ATLL については **CD4 リンパ球数は参考にならない**ため、全例で予防内服を実施することが重要である。

CHECK

移植前は使用せず　GVHD リスク上昇

モガムリズマブを単剤で使用するのは再発難治の場合で、併用する場合は他の抗がん剤を同時に使用する。

なお、移植を行う際には正常な制御性 T 細胞も駆逐されてしまい、**重症 GVHD が起きるリスクが上がる**ため避ける傾向がある。

もしかすると自己免疫疾患も起きやすくなるか、悪化するかもしれないが、データはない。

看護のポイント

1. 重症薬疹なども多いので、皮膚科との連携、薬疹の対応を確認すること。
2. infusion reaction に注意。
3. 初期は腫瘍崩壊症候群にも注意。

3 レナリドミド

●スケジュール

抗がん剤名	投与量	Day1	2	3	4	5	6	…
レナリドミド（LEN）	25 mg	→	→	→	→	→	→	

●特に注意すべき副作用とケアのチェックポイント

注意すべき副作用	起こりやすさ	発症時期と注意点
好中球減少	65.3%	Grade3 以上が 65.3%、骨髄抑制は強い
血小板減少	23.1%	Grade3 以上が 23.1%
皮疹	23.1%	Grade3 以上が 7.7%、意外と多いので注意
下肢静脈血栓症	3.8%	日本人のデータとしては多い方かも

チェックリスト	確認内容
好中球数	好中球 500/μL、できれば 1,000/μL 以上を目標
血小板数	できれば 5 万 /μL を目標
腎機能	腎機能によって用量調整が必要

解説

■ 休薬期間がない好中球減少が問題

レナリドミドは多発性骨髄腫や濾胞性リンパ腫などの治療で使用される薬剤ですが、ATLL でも使用されます。ただ、ATLL の場合は休薬期間がないため、**好中球減少が大きな問題**になります。

好中球がない上に ATLL という基礎疾患があるため、比較的感染症も問題になる印象があります。

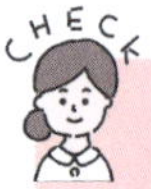

● 皮疹が多い　GVHD 悪化も注意

皮疹の頻度も多い。移植後再発に使用して **GVHD が悪化**した可能性も考えられるが、骨髄腫よりは頻度が多いと思われる。

ただ、レナリドミド自体に皮疹が多い薬剤なので、いずれにせよ注意をしておく必要がある。

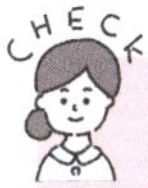

● 下肢静脈血栓症　片足の浮腫など注意

下肢静脈血栓症も日本人データとしては多いのではないかと思われる。

この治療で血小板数が下がるので、リスクが高い患者以外では予防内服をしたことはないが、**片足の腫脹などの血栓症の症状**には注意しながら治療を行う。

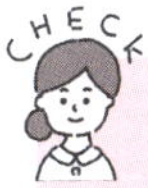

● 腎機能で用量調整　腎機能の動きに注意

レナリドミドは**腎機能によって用量調整が必要**である。ATLL が悪化すると腎機能が悪化する可能性があり、そうすると副作用が強く出る可能性がある。

内服薬であり、外来治療が多いと思われるが、副作用は常に注意が必要である（**ATLL なので腎機能がいつ悪化するかはわからない**）。

看護のポイント

1. 皮疹や薬剤熱などに注意。
2. 休薬期間がなく、好中球減少中の発熱に注意。
3. 移植後の治療の場合は GVHD の悪化に注意。

4 ツシジノスタット

●スケジュール

抗がん剤名	投与量	Day1	…	4	…	8	…	11
ツシジノスタット(Tuci)	40 mg	↓		↓		↓		↓

●特に注意すべき副作用とケアのチェックポイント

注意すべき副作用	起こりやすさ	発症時期と注意点
好中球減少	43.4%	Grade3 以上が 43.4%
血小板減少	52.2%	Grade3 以上が 52.2%
下痢	22.5%	Grade3 以上が 13.7%
食欲減退	34.8%	味覚異常と併せて注意
味覚異常	17.4%	初期〜後期までいつでも出る印象あり

チェックリスト	確認内容
好中球数	好中球 500 以上、できれば 1,000/μL 以上目標
血小板数	5 万以上、できれば 7.5 万以上目標
心電図	QTc 延長がないことを確認
間質影	頻度は少ないが間質性肺炎が致死的になる可能性あり

解説

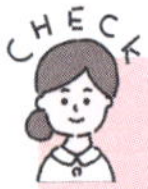

●週 2 回内服　HDAC 阻害薬

ツシジノスタットは週 2 回内服の HDAC 阻害剤で、ATLL でも急性型を中心に一定の効果（ORR 30.4%、急性型は 46.2%）を認める。
臨床試験では治療効果が出てくる時期がかなり遅く、効果があるのかないのか最初はわからない上に再発・難治 ATLL がそれほど待てない疾患でもあるので、治療継続の判断が難しい。

● **血球減少　消化器症状**

副作用は血球減少が中心で、**好中球数・血小板数で用量を調整**したりするが、ATLL と PTCLs では疾患の悪化速度が異なり ATLL では難しい印象を受ける。

他、**下痢や食欲減退**などが問題になることが多い。

● **QTc 延長　間質性肺炎**

他に HDAC 阻害剤のため **QTc 延長**も問題になる。通常はあまり気にしていないが、PTCLs の場合は数ヶ月に１回チェックをしている。**間質性肺炎のリスク**も書かれており、それらについても気をつける必要がある。

● **味覚異常→電解質異常**

著者がツシジノスタットで治療をしていた患者の一人は「醤油をかけても甘くなる」と言っていたが、**味覚異常**も問題になる。

おそらく味覚異常から食欲減退につながると**電解質異常が出る**可能性もあるので、こういった症状にも注意が必要である。電解質異常が出ると QTc に動きが出る。

看護のポイント

1. 血小板減少で用量調整が多いので、出血症状には注意。
2. QTc 延長や間質性肺炎などがあり、呼吸器症状・動悸・失神などに注意。
3. 味覚異常の頻度がそれなりにあるので、食事状態などにも注意。

5 バレメトスタット

●スケジュール

抗がん剤名	投与量	Day1	2	3	4
バレメトスタット（Vale）	200 mg	↓	↓	↓	↓

●特に注意すべき副作用とケアのチェックポイント

注意すべき副作用	起こりやすさ	発症時期と注意点
好中球減少	28%	Grade3 以上が 12%
血小板減少	80%	Grade3 以上が 32%
脱毛	40%	女性は脱毛は気になる副作用．分子標的薬の中では目立つ
味覚異常	36%	対応が難しいので面倒な副作用
CMV 再活性化	8%	網膜炎など 4%

チェックリスト	確認内容
好中球数	好中球 500 以上、できれば 1,000/μL 以上目標
血小板数	5 万以上目標
予防内服	ST 合剤とアシクロビルは内服
CMV	ATLL という基礎疾患もあり、定期チェックを
他の内服薬	CYP3A4 など併用薬によっては半分に減らすなどが必要

解説

■ EZH1/EZH2 阻害剤　再発難治 ATLL に

バレメトスタットは **EZH1/EZH2 阻害剤で再発**・難治 ATLL に対して保険適用を取得した内服薬の 1 つです。

再発・難治 ATLL の治療は最適なものがない中で、一つでも多くの薬が出てくることは患者のメリットになります。

骨髄抑制は血小板減少に注意

バレメトスタットも骨髄抑制は注意するべき副作用だが、**血小板減少が頻度が多く**注意が必要である。

好中球減少は Grade3 以上が 12%であり、血液内科としてはそれほど気にならない。

味覚異常と脱毛にも注意

非血液毒性として**味覚異常や脱毛**がある。味覚異常はこの薬では有名な副作用で、味覚が大きく変わり（甘みが強くなるとのこと）、**味覚の変化が食欲低下**にもつながる。

脱毛も分子標的薬の中では頻度が多いため、説明しておく必要がある。

予防内服必須　CMV に注意

また、ATLL という基礎疾患＋リンパ球減少の影響で **CMV が再活性化する可能性**がある。CMV の再活性化をどの程度注意する必要があるかは不明だが、再活性化するような患者では **CD4 が著減**している。しかし、ATLL 細胞が CD4CD25 陽性リンパ球の腫瘍のため、採血ではわかりにくい。CMV は定期的に見ておくほうが無難と思われる。

看護のポイント

1. 血小板減少や出血症状に注意。
2. 味覚異常による食欲低下・脱毛などに注意。

1 BV-CHP

●スケジュール

抗がん剤名	投与量	Day1	2	3	4	5
ブレンツキシマブ　ベドチン（BV）	1.8 mg/kg	↓				
シクロホスファミド（CPA）	750 mg/m^2	↓				
ドキソルビシン（DXR）	50 mg/m^2	↓				
プレドニゾロン（PSL）	60 mg/m^2	↓	↓	↓	↓	↓

●特に注意すべき副作用とケアのチェックポイント

注意すべき副作用	起こりやすさ	発症時期と注意点
好中球減少	35%	Grade3 以上が 35%
悪心	46%	最初の 1 週間、パロノセトロンで対応
発熱性好中球減少症	18%	FN 発症したら Peg-G-CSF を検討
末梢神経障害	45%	ビンクリスチンよりは軽い印象

チェックリスト	確認内容
心エコー	EF などの確認、心機能低下時は ARB などの併用を検討
糖尿病評価	DM あるなら PSL 減量を（40 mg/m^2= 60 mg/body など）考慮

解説

CD30 陽性 PTCL　初回治療の 1 つ

BV-CHP（A-CHP）は CD30 陽性末梢性 T 細胞リンパ腫の治療レジメンです。CHOP 療法よりも有効な患者群がいるため、初回治療の 1 つになりました。

ただ、CHOP 療法が ALK 陽性 ALCL 以外で十分な効果と言えないことから、BV-CHP が治療選択肢になります。しかし、ALCL 以外の PTCLs では CHOP も BV-CHP も標準治療とは言いにくいのが現状です。

● 心エコーと糖尿病評価

初回治療前の評価は**ドキソルビシンの心毒性**の確認、**糖尿病の評価**で十分と考える。感染源評価は通常、原疾患評価と併せて実施しているからである。

心毒性のあるドキソルビシンについては治療前に可能な限り心エコーは行い、各コースの前で血液マーカーによる心機能チェックはするべきだと思われる。

● 末梢神経障害　BV < VCR の印象

末梢性神経障害は45%とされているが、6コースで終わるのであればブレンツキシマブベドチン（BV）は**ビンクリスチン（VCR）ほどの神経障害が出ないような印象**がある。

ビンクリスチンを標準用量でいくと末梢神経障害は必ず出るが、MMAEを結合した薬剤ではあまり出ない印象がある。

ただし、注意は必要である。

● CHOP like　神経毒性に注意

糖尿病評価を行い、プレドニゾロンの用量調整は行うべきだと思われる。他に糖尿病があり、末梢神経障害を気にするからBV-CHPという選択肢もあるのではないかと考えている。

神経障害は比較的軽い印象の治療レジメンだが、**看護師に一番注意してほしいのは神経毒性**である。

看護のポイント

1. 好中球減少中の発熱、感染症に注意。
2. 神経毒性はビンクリスチンほどではない印象だが、日常生活に支障がないか確認。

2 ロミデプシン単剤

●スケジュール

抗がん剤名	投与量	Day1	…	8	…	15
ロミデプシン（RMD）	14 mg/m^2	↓		↓		↓

●特に注意すべき副作用とケアのチェックポイント

注意すべき副作用	起こりやすさ	発症時期と注意点
血小板減少	97.9%	Grade3 以上が 37.5%
リンパ球減少	83.3%	Grade3 以上が 66.7%
好中球減少	81.3%	Grade3 以上が 54.2%
心障害	12.5%	Grade3 以上が 2.1%、QTc 延長に注意

チェックリスト	確認内容
心電図	QTc 延長がないことを確認
電解質異常	QTc 延長を助長する
予防内服	ST 合剤とアシクロビルは処方
肝障害	ロミデプシンの減量を考慮
CD4 の確認	CD4 リンパ球が下がるので、確認
内服薬	CYP3A4 と関係する薬剤は確認

解説

■ 3 週（週 1 回）投与　1 週休薬

ロミデプシンは HDAC 阻害剤というタイプの抗がん剤になります。

週 1 回、3 回投与して 4 週目は休薬の 28 日投与です。

効果のある患者では長期間持続するのが PTCLs の各治療薬の特徴ですが、効果のあった患者では反応持続期間の中央値は約 11 ヶ月となかなか良好です。

● 血小板 5 万以上　好中球 1,000 以上

副作用で注意するべきものに血球減少がある。

用量調整は**血小板数（血小板 5 万以上目標）、好中球数 1,000 以上目標**で行う。

詳細は適正使用ガイドがあるので確認。

● QTc 延長に注意　低 K、低 Mg にも

もう 1 つ重要なものは **QTc 延長を中心とした心障害**である。

各治療前に心電図・電解質の確認が推奨されている。

最初の 2 コースくらいで毎回はやらなくてもと思うが、電解質に異常が生じたら必ずチェックすること。

QTc 延長は致死的不整脈のリスクになる。

● ST 合剤など予防内服も

肝障害で用量調整を行う必要があるかもしれない。また、好中球だけでなく、**リンパ球も減少するので予防内服は必須**である。

CD4 リンパ球も定期的に（各コースの Day1 など）ではチェックが必要である。

看護のポイント

1. 好中球減少・リンパ球減少による発熱、感染症に注意。
2. 予防内服は基本的に必須であり、確認する。
3. QTc 延長に気をつける。急変対応など。

3 プララトレキサート

●スケジュール

抗がん剤名	投与量	Day1	…	8	…	15	…	22	…	29	…	36
プララトレキサート（PTX）	30 mg/m^2	↓		↓		↓		↓		↓		↓

●特に注意すべき副作用とケアのチェックポイント

注意すべき副作用	起こりやすさ	発症時期と注意点
口内炎	66.7%	Grade3 以上が 19.8%
血小板減少	39.6%	Grade3 以上が 31.5%
好中球減少	24.3%	Grade3 以上が 21.6%
ニューモシスチス肺炎 (PCP)	8%	発症すると致死率が高いので予防が重要

チェックリスト	確認内容
ビタミンB12 筋注	治療開始 10 日以上前から、8～10 週ごと
葉酸内服	フォリアミン® を投与終了 30 日後まで継続
ロイコボリン	抗がん剤投与 24 時間後からロイコボリン 25 mg を 8 時間ごとに 6 回内服
予防内服	PCP の予防が必要だが、ST 合剤は週 2～3 回で実施している

解説

■ 6 週投与（週 1 回） 1 週休薬

プララトレキサートは末梢性 T 細胞リンパ腫の単剤治療薬として最初に世に出た薬であり、現在でも使用頻度は高い薬です。

週 1 回 6 週間投与したのち、**1 週間休薬**するプロトコールで頻回受診が必要な薬です。

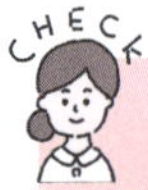

● 口内炎予防 口腔ケア・保湿

最も重要なことは**口内炎の予防、治療**で医師が行うのは葉酸やロイコボリンの処方などだが、**口腔ケア・うがい**（2～3 時間ごとにうがいをして保湿）の指導も重要である。ここは医師があまり言わないので、ぜひ看護師が行ってくれると助かる。

CHECK

● クライオセラピー　投与終了 30 ～ 60 分

他、**クライオセラピー**（氷冷した水分などで口腔内の冷却し血管を収縮させ、抗がん剤が粘膜細胞に達する量を減少させる。**投与開始 5 分前から 30 分後まで**実施）を行う。これはメルファラン大量療法でも実施するが、この 2 つの薬剤の血中濃度が比較的速やかに下がるから使える治療法である。

併用薬によっては血中濃度が遷延するので、1 時間くらい氷冷した方が良いこともある。

CHECK

● ST 合剤　週 2 ～ 3 回くらい

最後に**血球減少や PCP などの感染症の管理**である。PCP の予防が必要だが、ST 合剤が細菌・真菌の葉酸代謝を狂わせる薬剤のため、併用するのはあまり好ましくない。血中濃度はプララトレキサートは短期間で下がるので、ST 合剤なら当日の内服は避けて週 2 ～ 3 回に減らしている。

看護のポイント

1. 好中球減少中の発熱、感染症に注意。
2. 口内炎の予防・口腔ケア・クライオセラピーなど。
3. 葉酸などの予防内服の確認。

4 その他

●スケジュール

抗がん剤名	投与量	Day1	2	3	4	5	6	7	…	21
フォロデシン（FDS）	300 mg/body	→	→	→	→	→	→	→	→	
ダリナパルシン（DPS）	300 mg/m^2	↓	↓	↓	↓	↓				
デニロイキン ジフチトクス（DD）	9 µg/kg	↓	↓	↓	↓	↓				
ブレンツキシマブ ベドチン（BV）	1.8 mg/kg	↓								
ツシジノスタット（Tuci）	40 mg/回	↓			↓					

●特に注意すべき副作用とケアのチェックポイント

注意すべき副作用	薬剤名	発症時期と注意点
リンパ球減少	フォロデシン	ST 合剤とアシクロビル内服は必須
せん妄	ダリナパルシン	10% 程度、Day5 あたりででやすい。休薬で改善
QTc 延長	ダリナパルシン	3% 程度、一応注意しておく
毛細血管漏出症候群	デニロイキン	13.5%、Grade3 が 10.8%、投与前後に生理食塩水を流す
血小板減少	ツシジノスタット	Grade3 以上が 50.4%、減量することが多い
下痢、嘔気、食欲不振など	ツシジノスタット	許容範囲だが、消化器症状の訴えは 1 つは出る印象

チェックリスト	確認内容
心電図	QTc 延長などがないか
予防内服	ST 合剤やアシクロビルは飲ませておく方が無難

解説

■ 単剤レジメン　効果があれば持続

その他の薬剤をまとめて紹介しますが、末梢性 T 細胞リンパ腫の単剤治療は様々なものが出ています。

それぞれ**有効な患者には長期間使用できる可能性が高い**ので、どの薬剤が良いという話はありません。

● ST 合剤とアシクロビル

どの薬剤も T 細胞リンパ腫に使用する薬剤のため、CD4 が下がる可能性が高い。そのため **ST 合剤やアシクロビル**を飲ませておく方が無難である。

● せん妄　毛細血管漏出症候群

ダリナパルシンは有名な有害事象として**せん妄**、亜ヒ酸同様に **QTc 延長**が問題になることがある。

デニロイキン　ジフチトクスは CD25 を持つものを落とすため、制御性 T 細胞が低下する可能性があることと、**毛細血管漏出症候群**に注意が必要である。

● 内服薬　通院負担が少ない

ツシジノスタットやフォロデシン、記載していないが ALK 陽性 ALCL の治療薬としてアレクチニブなどの内服薬もある。アレクチニブは ALK 阻害薬なので使用する患者は限定される。ツシジノスタットは HDAC 阻害剤であり、ロミデプシン同様の血球減少や QTc 延長に加えて、消化器症状も出やすいとされている。

内服薬は**副作用管理さえうまくいけば、通院負担が少ない**という大きなメリットがある。

看護のポイント

1. 各薬剤ごとの副作用などを確認すること。

1 VRd

●スケジュール

抗がん剤名	投与量	Day1	2	…	4	5	…	8	9	…	11	12	…	14	…	21
ボルテゾミブ（BOR）	1.3 mg/m^2	↓			↓			↓			↓					
レナリドミド（LEN）	25 mg/body	↓	↓		↓	→		→	→		→	→		→		
デキサメタゾン（DEX）	20 mg/body	↓	↓		↓	↓		↓	↓		↓	↓				

●特に注意すべき副作用とケアのチェックポイント

注意すべき副作用	起こりやすさ	発症時期と注意点
好中球減少	31.9%	Grade3 以上が 12.9%
血小板減少	25.3%	Grade3 以上が 6.3%
末梢神経障害	38%	Grade3 以上が 3.9%
肺炎	5.2%	Grade3 以上が 2.2%
皮疹	19.9%	Grade3 以上が 3.1%

チェックリスト	確認内容
CD3、4、8 のチェック	ボルテゾミブは細胞性免疫を落とす
予防内服	アシクロビル、ST 合剤の予防内服を行う
心エコー	稀ですが、心不全や心突然死のリスクがある
皮疹	レナリドミドによる皮疹が出るリスクがある
薬剤管理	レナリドミドはレブメイトで管理する薬剤．内服状況をチェック

解説

■ 移植適応骨髄腫　標準治療

VRd は**移植適応のある多発性骨髄腫患者の標準治療**です。

65 歳未満、もしくは 65 歳以上でも移植ができる状況であれば選択される治療です。

この治療法は **30%以上の完全寛解を含む 80%以上の患者で有効な治療**ですが、日本人では用量調整が必要な可能性があります。

VRd lite　高齢者でもできる

VRdという治療法をボルテゾミブを週1回、レナリドミドを15mgに減量して3週間内服し、5週に1回の治療法にした**VRd lite（modified VRd）**という治療もあります。こちらは好中球減少の頻度は変わりませんが、ボルテゾミブが週1回になったことで**血小板減少がほとんど問題になりません**。比較的高齢の患者でも無理なく行うことができます。

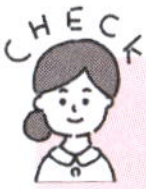

● 骨髄抑制・腎機能障害に留意

まずレブラミドは25mgを2週間内服だが、**腎機能の状態と骨髄抑制の状況で減量を検討**する必要がある。

また、**末梢神経障害**の頻度は38%とされているが、患者によっては早期に強く出てくるので注意が必要である。

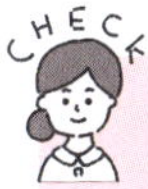

● 皮疹に注意　薬剤管理

レナリドミドについては**レブメイトという薬剤管理システム**がある。これを把握しておくことと、**レナリドミドの最も問題になる副作用は「皮疹」**だと思っている。だいたい、**14日目頃（飲み終わりの頃）**に出るので、患者にも注意するように伝えること。それによっては治療法も検討が必要である。

看護のポイント

1. 骨髄腫であり、発熱・肺炎に注意。
2. 皮疹や薬剤熱に注意。

2 DLd

●スケジュール

抗がん剤名	投与量	Day1	…	8	…	15	21	22	…	28
ダラツムマブ（DARA）	1,800 mg	↓		↓		↓		↓		
レナリドミド（LEN）	15～25 mg/body	→	→	→	→	→	→			
デキサメタゾン（DEX）	20 mg/body	↓		↓		↓		↓		

●特に注意すべき副作用とケアのチェックポイント

注意すべき副作用	起こりやすさ	発症時期と注意点
好中球減少	62.6%	Grade3 以上が 55.3%
血小板減少	30.1%	Grade3 以上が 15.4%
肺炎	23.6%	Grade3 が 15.4%
下肢静脈血栓症・肺塞栓症	4.1%	Grade3 以上が 3.3%
infusion reaction	12.7～55.8%	吸収されるまで時間がかかり、投与後 12～24h に注意

チェックリスト	確認内容
不規則抗体	交差適合試験に影響するため、事前に確認
皮疹	レナリドミドによる皮疹の有無をチェック
薬剤管理	レナリドミドはレブメイトで管理する薬剤 . 内服状況をチェック
予防内服	肺炎が初期に多いため、高齢者では LVFX などの予防を検討

解説

■ 高齢者の標準治療

高齢者の多発性骨髄腫の標準治療として DLd 療法があります。

ダラツムマブ・レナリドミド・デキサメタゾンの 3 剤併用療法ですが、効果があれば再発するまで極力継続します。

ずっと継続すると年齢が高くなって副作用が強く出てきたりしますので、少し間隔を広げたりして調整することもあります。

CHECK

● Infusion reaction　皮疹に注意

現在では最も有効とされる治療のため、多くの患者さんで本治療法が行われている。

レナリドミドによる**骨髄抑制、皮疹に注意**するのが1つだが、ダラツムマブの影響で**少し骨髄抑制が強く**なっている。

また、ダラツムマブ皮下注製剤の投与で**10～25%前後に infusion reaction** が出るので、これも注意する必要がある。

CHECK

● 肺炎に注意　予防内服検討

骨髄腫という液性免疫（抗体）が弱っている患者では肺炎が増え、高齢者も肺炎が増える。

そういった影響もあり、**DLd は初期の 2～3 ヶ月に高頻度で肺炎**になる患者がいる。

これに対して**レナリドミドを初期に少なめ**にして、耐用性に問題がなければ増量する（15 mg を開始用量）、**レボフロキサシンの予防内服**を初期（3 ヶ月くらい）は行うなどの対策を行う。

CHECK

● 不規則抗体　投与前にチェック

ダラツムマブという薬剤は CD38 に対する抗体医薬だが、CD38 は赤血球など他の血球にも出ているため、ダラツムマブなどを投与すると**クロスマッチがうまくいかない**。そのため特殊な処置をして輸血の準備をしている、不規則抗体があるかないかが重要になる。

開始前に**不規則抗体の検査**が行われているかも確認する。

看護のポイント

1. 骨髄腫であり、発熱・肺炎に注意。
2. 皮疹や薬剤熱に注意。
3. Infusion reaction に 1 ～ 2 回目は注意。
4. 不規則抗体の提出がされていることを確認。

3 D-VMP

●スケジュール

抗がん剤名	投与量	Day1	2	3	4	…	8	…	11	…	15	…	22	…	25	…	29	…	32	…	36
ダラツムマブ（DARA）	1,800 mg	↓					↓				↓		↓				↓				↓
ボルテゾミブ（BOR）	1.3 mg/m²	↓			↓		↓		↓				↓		↓		↓		↓		
メルファラン（L-PAM）	9 mg/m²	↓	↓	↓	↓																
プレドニゾロン（PSL）	60 mg/m²	↓	↓	↓	↓																
デキサメタゾン（DEX）	4～20 mg/body	↓					↓				↓		↓								↓

●特に注意すべき副作用とケアのチェックポイント

注意すべき副作用	起こりやすさ	発症時期と注意点
好中球減少	49.7%	Grade3 以上が 39.9%
血小板減少	48.8%	Grade3 以上が 34.4%
末梢神経障害	28.3%	Grade3 以上が 1.4%
下痢	23.7%	Grade3 以上が 2.3%
肺炎	15.3%	Grade3 以上が 11.3%

チェックリスト	確認内容
不規則抗体	交差適合試験に影響するため、事前に確認
CD3、4、8 のチェック	ボルテゾミブは細胞性免疫を落とします
予防内服	アシクロビル、ST 合剤の予防内服を行います
心エコー	稀ですが、心不全や心突然死のリスクがあります

解説

■ 高齢者の標準治療 2

D-VMP 療法は**高齢者多発性骨髄腫の標準治療**の 1 つです。

DLd の方がデータは良いのですが、ダラツムマブ維持療法になってからが弱いので、そこから維持療法を変えるという選択肢をとれば、良い治療と考えています。

副作用は**骨髄抑制**を中心にボルテゾミブの有害事象、**初回投与時の infusion reaction** に気をつけましょう。

■投与スケジュール　2 コース目から変更

治療スケジュールは基本的には**ボルテゾミブを週 2 回投与**のタイミング（1 コース目：6 週間）とボルテゾミブが**週 1 回投与**になる 2 コース目（ここではダラツムマブは 3 週ごと）以降のスケジュールになっています。

この表では 1 コース目だけを示しています。

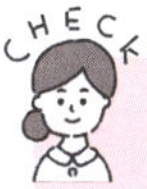

● 血小板減少・好中球減少にも注意

この治療では **1 コース目のボルテゾミブの回数が多いところで血小板減少が強く出る**。

この時の 3 週目あたりが最大の骨髄抑制期間になるので、ここを凌げれば血小板減少は気にしすぎなくて良い。

このもう一つのポイントは D-VMP を行う年齢の患者では**メルファラン 9 mg/m^2 は投与量が多すぎること**がある。これだとかなり骨髄抑制が強いので、医師は 6 mg/m^2 などに減量するかもしれない。

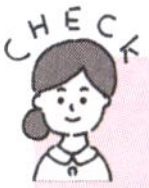

● 予防内服など　二次性 MDS にも注意

他、チェックポイントは VRd や DLd と似た内容を確認する。

ボルテゾミブを使用するので、**予防内服は必須**である。**不規則抗体**もダラツムマブ前に確認が必要。

D-VMP 特有のチェック事項はないが、メルファランという細胞毒性のある薬が入るので、**二次性骨髄異形成症候群**には注意が必要である。

看護のポイント

1. 骨髄腫であり、発熱・肺炎に注意。
2. 最初の 3 週間は血小板減少に注意。
3. Infusion reaction に 1 ～ 2 回目は注意。
4. 不規則抗体の提出がされていることを確認。

4 Rd

●スケジュール

抗がん剤名	投与量	Day1	…	8	…	15	…	21	22	…	28
レナリドミド (LEN)	15 ～ 25 mg/body	→	→	→	→	→	→	→			
デキサメタゾン (DEX)	20 mg/body	↓		↓		↓			↓		

●特に注意すべき副作用とケアのチェックポイント

注意すべき副作用	起こりやすさ	発症時期と注意点
好中球減少	89%	Grade3 以上が 45%
血小板減少	78%	Grade3 以上が 21%
皮疹	頻度不明 (20 ～ 30%)	Grade3 以上が 6%
肺炎	15%	Grade3 以上が 10%
血栓症		Grade3 以上が 8%

チェックリスト	確認内容
皮疹	レナリドミドによる皮疹の有無をチェック
薬剤管理	レナリドミドはレブメイトで管理する薬剤．内服状況をチェック
予防内服	肺炎が初期に多いため、高齢者では LVFX などの予防を検討

解説

■ 高齢者治療の基本レジメン

レナリドミド＋デキサメタゾンの Rd 療法は様々な治療薬のベースのレジメンと言えます。

基本的に**骨髄抑制と皮疹**に気をつける必要がありますが、日本人では少ないものの血栓症傾向になりますので、気にしておく必要はあります。

■ 高齢者は低用量開始

骨髄抑制は投与量で決まりますので、担当医がうまく用量調整をするはずです。

用量が決まるまでは骨髄抑制が強く出る可能性がありますが、**スロースタート**（少なめから漸増、15 mg/day くらいから開始）にすれば、ほとんどリスクはありません。

皮疹に注意

一番問題になるのは繰り返しになるが、**皮疹**である。**レナリドミドによる皮疹は Day14 あたりに出てくる**。著者は必ずレナリドミドを併用する治療では 1 コース目の Day15 に再診を入れているが、ここで皮疹が出るか確認している。

薬疹の程度が軽ければ休薬して、次のコースは**レナリドミド 5 mg に減らして抗アレルギー薬を併用**して再開する。問題なければ少しずつ増やしている。

肺炎にも注意　予防内服検討

他、薬剤管理のレブメイト、肺炎のリスクを考慮して初期だけでも**レボフロキサシンの予防内服**を行うか検討する。

肺炎を含めた感染症と皮疹に注意すれば高齢者でも問題なく治療できる。

看護のポイント

1. 骨髄腫であり、発熱・肺炎に注意。
2. 皮疹や薬剤熱に注意。
3. 患者によっては血栓症症状にも注意。

5 CyBorD

●スケジュール

抗がん剤名	投与量	Day1	…	8	…	15	…	22
ボルテゾミブ（BOR）	1.3 mg/m^2	↓		↓		↓		↓
シクロホスファミド（CPA）	300 mg/m^2	↓		↓		↓		↓
デキサメタゾン（DEX）	20 mg/body	↓		↓		↓		↓

●特に注意すべき副作用とケアのチェックポイント

注意すべき副作用	起こりやすさ	発症時期と注意点
好中球減少	83%	Grade3 以上が 13 ～ 33%
血小板減少	67%	Grade3 以上が週 1 レジメンでは稀
神経障害	67%	Grade2 以上は稀

チェックリスト	確認内容
CD3、4、8 のチェック	ボルテゾミブは細胞性免疫を落とす
予防内服	アシクロビル、ST 合剤の予防内服を行う
心エコー	稀ですが、心不全や心突然死のリスクがある

解説

■ VRd の代用　寛解導入療法

若年者で腎機能が悪い時などに使用される寛解導入療法の 1 つが CyBorD です。示しているのは週 1 回投与の治療法ですが、VRd 同様に週 2 回のボルテゾミブ、週 1 回 500 mg/m^2 のシクロホスファミドという治療法（VCD）もあります。

■ 高い奏効率　幹細胞採取 OK

CyBorD は VGPR 以上の反応が 61%、CR/nCR が 39% と**奏効率も高く、幹細胞採取に影響を与えない**良い治療です。しかし、大きな臨床研究がなくどうしても次点というレベルであり、VRd が使用できない患者のオプション的な位置づけです。

CHECK

● 副作用少ない　骨髄抑制軽度

副作用は大きなものがなく、最も注意するべき有害事象が**好中球減少**だが、これも好中球が 1,000/μL 未満に下がるかどうかというレベルが多いため、VRd よりも行いやすい治療法だと思う。

CHECK

● D-CyBorD　アミロイドーシス

他のボルテゾミブベースの治療法同様、予防内服は必須になるが、**VRd が皮疹などでできない、腎機能障害などで行いにくい**など理由があれば CyBorD が使用される。これにダラツムマブを加える D-CyBorD という治療法がアミロイドーシスで行われる可能性があるので、記憶しておくべき治療法になる。

看護のポイント

1. 骨髄腫であり、発熱・肺炎に注意。
2. 予防内服を確認。
3. D-CyBorD では infusion reaction に 1 ～ 2 回目は注意し、不規則抗体の提出がされていることを確認。

1 Isa-Kd

●スケジュール

抗がん剤名	投与量	Day1	2	…	8	9	…	15	16	…	22
カルフィルゾミブ（CFZ）	20 mg/m²	（↓）	（↓）								
カルフィルゾミブ（CFZ）	56 mg/m²	↓	↓		↓	↓		↓	↓		
デキサメタゾン（DEX）	20 mg/body	↓	↓		↓	↓		↓	↓		↓
イサツキシマブ（ISA）	10 mg/kg	↓			（↓）			↓			（↓）

●特に注意すべき副作用とケアのチェックポイント

注意すべき副作用	起こりやすさ	発症時期と注意点
infusion reaction	48.3%	初回治療と 2 回目の投与に注意
血小板減少	94%	Grade3 以上が 30%、血小板は下がるが、中止で速やかに回復する
高血圧	37%	Grade3 以上が 20%
心不全（動悸、息切れ）	7%	Grade3 以上が 4%
好中球減少	55%	Grade3 以上が 19%、1 コース目、2 コース目に特に注意
肺炎	24%	骨髄腫自体が肺炎に弱いため、初期は頻度が多くなる

チェックリスト	確認内容
不規則抗体	交差適合試験に影響するため、事前に不規則抗体が出ているか確認
心エコー	心機能は問題ないか
血圧	高血圧が悪化するため、血圧はまめにチェック
infusion reaction	初回、2 回目は注意。初回治療はモニターも考慮
予防内服	肺炎の頻度が多い他、感染リスクは増加する .ST 合剤、アシクロビルなど
腫瘍崩壊症候群	初回投与時は尿量・体重などチェック

解説

■ Isa-Kd　CR 40%、MRD 陰性 30%

Isa-Kd 療法は 2024 年の段階で再発難治多発性骨髄腫に対して使用できる強力な治療法の 1 つです。

髄外形質細胞腫などにも有効で、CR 40%、MRD 陰性 30%と治療効果も高いです。

おそらく早めのタイミングで選択される治療法の 1 つです。

初回投与時　Infusion reaction 50%

イサツキシマブはダラツムマブ同様に CD38 を標的とした抗体医薬のため、治療開始前に赤血球の不規則抗体の確認をする必要があります。

また、infusion reaction は腫瘍量が多い場合は約半数に生じます。初回投与、および infusion reaction が初回投与で起きた場合は 2 回目まで infusion reaction が起きるものとして対応するべきです。

CHECK

● カルフィルゾミブ　心不全・高血圧に注意

カルフィルゾミブの有名な有害事象に心障害、高血圧がある。

心障害には心不全、心筋梗塞、QT 延長などがある。カルフィルゾミブの 1 回投与量が多い治療法で頻度が多く、KRd < Isa-Kd、Kd である。心障害の時期は、中央値で 60 ～ 180 日目まで各試験で差があるが、最初の半年は注意しておく必要がある。

CHECK

● 肺高血圧や間質性肺炎　呼吸困難にも注意

また、高血圧（180/120 mmHg 以上を含む）が高頻度に生じ、適宜高圧治療などを行う必要がある。血圧上昇→心不全というケースが多く、血圧管理は重要である。

他に記載していないが、肺高血圧症や間質性肺炎が 1%前後あるので、呼吸困難にも注意が必要である。

看護のポイント

1. 骨髄腫であり、発熱・肺炎に注意。
2. カルフィルゾミブを使用するので血圧上昇や息切れ・心不全症状に注意。
3. Infusion reaction に 1 ～ 2 回目は注意。
4. 不規則抗体の提出がされていることを確認。

2 Isa-Pd

●スケジュール

抗がん剤名	投与量	Day1	2	…	8	…	15	…	21	22
ポマリドミド（POM）	2～4 mg	→	→	→	→	→	→	→	→	
イサツキシマブ（ISA）	10 mg/kg	↓		(↓)		↓				(↓)
デキサメタゾン（DEX）	20～40 mg/body	↓		↓		↓				↓

●特に注意すべき副作用とケアのチェックポイント

注意すべき副作用	起こりやすさ	発症時期と注意点
infusion reaction	37.5%	初回治療と 2 回目の投与に注意
血小板減少	11.2%	Grade3 以上が 30%、血小板は下がるが、中止で速やかに回復する
好中球減少	43.4%	ポマリドミドが骨髄抑制が強めなので、注意
肺炎	15.1%	骨髄腫が肺炎などのリスク因子
かぜ・気管支炎	28.3%	呼吸器感染は全体的に増える

チェックリスト	確認内容
不規則抗体	交差適合試験に影響するため、事前に不規則抗体が出ているか確認
infusion reaction	初回、2 回目は注意。初回治療はモニターも考慮
発熱など	肺炎など呼吸器感染の頻度が多い。ポマリドミドによる発熱もある
腫瘍崩壊症候群	初回投与時は尿量・体重などチェック
皮疹・アレルギー症状	レナリドミドほどではないが皮疹などにも注意
薬剤管理	IMiDs は薬剤管理が重要な薬（レブメイト・TERMS など）

解説

Isa-Pd　予後不良に有効なデータ

Isa-Pd は再発難治の key drug であるカルフィルゾミブ・ポマリドミドのうち、**ポマリドミドとイサツキシマブの併用レジメン**です。

TP53 陽性症例やボルテゾミブ・レナリドミド両耐性の患者でのデータがあることが特徴です。

● Isa-Pd　好中球減少に注意

Isa-Pd で特に気をつけるべき副作用は**好中球減少**で頻度が多い他、投与初期は好中球 500/μL 未満まで低下することもある。
医師がポマリドミドをうまく調整するはずだが、患者には**発熱時の対応**などをよく説明しておくと良い。

● 肺炎の頻度多い呼吸器感染 4 割

他、**肺炎の頻度も多く、呼吸器症状の出現**に注意するように患者に伝えること。
肺炎だけでなく呼吸器感染症の頻度は多くなるので、風邪か肺炎かわからない状況なら受診するように伝えることが大事である。

● 皮疹　Len より少ない

皮疹についてはレナリドミドよりは少ない印象だが、同型薬剤のため注意が必要である。
他、投与初期の infusion reaction に注意すること。
レナリドミドで皮疹が出てもポマリドミドでは皮疹が出なかった人が多い印象である。

看護のポイント

1. 骨髄腫であり、発熱・肺炎に注意。
2. ポマリドミドによる皮疹、発熱に注意。
3. Infusion reaction に 1 ～ 2 回目は注意。
4. 不規則抗体の提出がされていることを確認。

3 EPd

●スケジュール

抗がん剤名	投与量	Day1	…	8	…	15	…	21	22
ポマリドミド（POM）	3～4 mg	→	→	→	→	→	→	→	
エロツズマブ（Elo）	20 mg/kg	↓		(↓)		(↓)			(↓)
デキサメタゾン（DEX）	20 mg/body	↓		↓		↓			↓

●特に注意すべき副作用とケアのチェックポイント

注意すべき副作用	起こりやすさ	発症時期と注意点
リンパ球減少	65%	Grade3 以上が 13% とされるが、日本人データだと 40%
好中球減少	23%	Grade3 以上が 13% で好中球減少は軽め
infusion reaction	10%	CD38 抗体ほどはでない
肺炎	7%	Grade3 以上が 5%、好中球が下がらないからか少なめ

チェックリスト	確認内容
CD3、4、8 の確認	日本人はかなりリンパ球減少が強いので確認する
予防内服	ST 合剤とアシクロビルは必須
薬剤管理	IMiDs は薬剤管理が重要な薬（レブメイト・TERMS など）

解説

Epd　両耐性にも有効

EPd 療法は抗 SLAMF7 抗体であるエムプリシティとポマリドミド、デキサメタゾンの 3 剤併用による抗がん剤治療です。

CR 以上が 8%、ORR 50% とボルテゾミブ・レナリドミド両耐性に対するデータとしては良いでしょう。

CD38 抗体が使われるようになり使用頻度が少なくなりましたが、良い治療法の 1 つです。

● リンパ球減少に注意　日本人は 4 割 Grade3 以上

この薬の重要な点は「日本人」に関してのデータだけ見ると**リンパ球減少の程度がかなり強い**。

40%以上で CD4 リンパ球は 200 未満になる（AIDS 発症レベル）と思われる。患者によっては CD4 が 50 未満など CMV や播種性帯状疱疹などの致死的なウイルス感染のリスクがある。

● Infusion reaction　10%と少なめ

エムプリシティは **infusion reaction の頻度は少なく**、好中球減少もポマリドミド＋デキサメタゾンによる治療より軽くなる。これは ELd 療法（後述）も同じであり、エムプリシティは骨髄抑制が軽くなることは確かである。

そのため**比較的外来導入もしやすい**治療法だが、10%で infusion reaction があることは念頭に置いておく必要がある。

● 薬剤管理　レブメイト

ポマリドミドはレナリドミドやサリドマイド同様に**薬剤管理が適切に行われていることが重要**である。

薬剤管理ができているかどうか、看護師も患者に確認することは重要である（入院中だけでなく、外来治療などでも）。

看護のポイント

1. 骨髄腫であり、発熱・肺炎に注意。
2. ポマリドミドによる皮疹、発熱に注意。
3. Infusion reaction に 1 ～ 2 回目は注意。
4. リンパ球減少によるさまざまな感染症に注意。

4 IRd

●スケジュール

抗がん剤名	投与量	Day1	…	8	…	15	…	21	22
イキサゾミブ（Ixa）	4 mg/body	↓		↓		↓			
デキサメタゾン（DEX）	20 mg/body	↓		↓		↓			↓
レナリドミド（LEN）	5～25 mg/body	→	→	→	→	→	→	→	

●特に注意すべき副作用とケアのチェックポイント

注意すべき副作用	起こりやすさ	発症時期と注意点
下痢	45%	Grade3 以上が 6%、嘔気などの消化器症状も 3 割
便秘	35%	Grade3 以上が 1% 未満でほぼない
血小板減少	31%	Grade3 以上が 19%
好中球減少	33%	Grade3 以上が 23%
下肢静脈血栓症	8%	Grade3 以上が 3%
皮疹	36%	Grade3 以上が 5%

チェックリスト	確認内容
下痢対策	ロペラミドなどを持たせているか、対策の説明
予防内服	ST 合剤とアシクロビルは必須
薬剤管理	IMiDs は薬剤管理が重要な薬（レブメイト・TERMS など）

解説

IRd　内服 3 剤の強み

IRd はイキサゾミブ、レナリドミド、デキサメタゾンによる内服薬だけの 3 剤併用療法です。

内服薬の強みで外来治療で力を発揮します。プロテアソーム阻害薬と免疫調整薬の併用療法の 1 つです（VRd、KRd などと同じ）。

抗 CD38 抗体を使用しない治療薬のため、つなぎの治療として使われることもあります。

CHECK

● **下痢の対応　ロペラミド必須**

イキサゾミブはほぼ全例に**消化器症状の副作用**が出る。特に気になるのが下痢で、**当日から翌日にかけて下痢する**ことが多く、それで内服が嫌になる患者がいる。

通常医師は**ロペラミド**などを処方し、下痢対策をして治療を開始する。ただ、便秘になる患者もいるため、初回内服で下痢を確認してからロペラミドは使用するように説明すること。

CHECK

● **移植後など単剤維持療法**

イキサゾミブは最近ではIRdとして併用療法での使い方よりも、**自家移植後・高齢者の寛解導入療法後の維持療法**として単剤で使用されるケースも多い。

自家移植後の維持療法では**血球減少の副作用が若干多く**、当初3mgで5サイクル様子を見て、問題ない場合は4mgに増量する。血球の推移に注意すること。

CHECK

● **好中球減少　感染症にも注意**

IRdで治療を開始する場合、レナリドミドの骨髄抑制も加わり**血球減少が目立つ**こともある。

多発性骨髄腫では肺炎は全般的に起きやすい疾患なので、IRdの場合も肺炎を含めた**感染症の管理**に注意をする。

看護のポイント

1. 骨髄腫であり、発熱・肺炎に注意。
2. レナリドミドによる皮疹、発熱、血栓症に注意。
3. イキサゾミブによる下痢とその対応に注意。

5 KRd

●スケジュール

抗がん剤名	投与量	Day1	2	…	8	9	…	15	16	…	21	22
カルフィルゾミブ(CFZ)	20 mg/m²	(↓)	(↓)									
カルフィルゾミブ(CFZ)	27 mg/m²	↓	↓		↓	↓		↓	↓			
デキサメタゾン（DEX)	20 mg/body	↓	↓		↓	↓		↓	↓			↓
レナリドミド（LEN)	5～25 mg/body	→	→	→	→	→	→	→	→	→	→	

●特に注意すべき副作用とケアのチェックポイント

注意すべき副作用	起こりやすさ	発症時期と注意点
静脈血栓症	12.2%	Grade3 以上が 5.4% で対象の Rd より多かった。肺塞栓は 2% 台で横ばい
高血圧	6.6%	Grade3 以上が 1% と Kd などよりかなり低い
好中球減少	34.2%	Grade3 以上が 27% と比較的多く注意
血小板減少	22.4%	Grade3 以上が 14.3% で Kd と同等
間質性肺炎	1%	間質性肺炎、好酸球性肺炎、細気管支炎の報告
心不全	0.8%	頻度は少なく、Rd 群と同じであった

チェックリスト	確認内容
心エコー	心機能は問題ないか
血圧	高血圧が悪化するため、血圧はまめにチェック
発熱など	肺炎の頻度が多い他、感染リスクは増加する
皮疹の有無	特に 1 コース目の Day14 前後

解説

■ KRd　心毒性は少なめ

KRd 療法は他のカルフィルゾミブ併用の治療法と比較し、**カルフィルゾミブの投与量が少ない**です。そのため、カルフィルゾミブで注意すべき**心機能障害や高血圧**などの有害事象の頻度が他のレジメンよりは少ないです。

その代わりにレナリドミドが加わることで**「骨髄抑制」「皮疹」「下肢静脈血栓症」**などの有害事象が増えます。また、便秘などもカルフィルゾミブ併用の治療の割には多くなります。

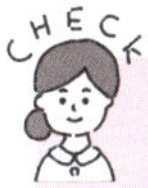

● 腎機能障害　用量に注意

カルフィルゾミブの代謝は加水分解であり、**肝障害や腎障害で影響を受けない**。そのため Isa-Kd、Weekly Kd、DKd などでは腎機能障害でも用量調整は必要ない（eGFR 30 未満は臨床研究の対象外ではあるが）。

ただし、レナリドミド併用の KRd は**腎機能に応じてレナリドミドの用量調整が必要**になる。それについては Rd 療法の項を参考にすること。

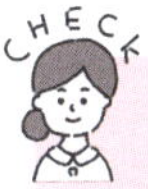

● 心毒性が軽度　血球減少は大丈夫　そんな患者対象

KRd は**肺高血圧・心不全などの循環器系の合併症が他のカルフィルゾミブ併用レジメンより低い**ことから、循環器系の合併症があるだけの患者であれば（血球減少は耐えられる）、選択される可能性がある。

ただ、カルフィルゾミブはイサツキシマブ・ダラツムマブなどとの併用を含め、再発難治骨髄腫の key drug であり、印象的には Isa-Kd、Weekly Kd、DKd の使用頻度が高い。

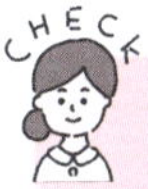

● 好中球減少　感染症にも注意

KRd で最も注意している有害事象は**骨髄抑制で、特に好中球減少が他のカルフィルゾミブ併用レジメンより多くなる**（レナリドミドの投与量によるが）。

好中球減少の推移には注意する（治療継続で年齢が上がり腎機能が悪化するなど、骨髄抑制が強くなる可能性も考えておくこと）。

看護のポイント

1. 骨髄腫であり、発熱・肺炎に注意。
2. カルフィルゾミブを使用するので血圧上昇や息切れ・心不全症状に注意。
3. 薬剤熱や皮疹、血栓症などに注意。

6 PVd

●スケジュール

抗がん剤名	投与量	Day1	2	3	4	5	…	8	9	10	11	12	13	14
ポマリドミド（POM）	2～4 mg/body	→	→	→	→	→	→	→	→	→	→	→	→	→
デキサメタゾン（DEX）	20 mg/body	↓	↓		↓	↓		↓	↓		↓	↓		
ボルテゾミブ（BOR）	1.3 mg/m^2	↓			↓			↓			↓			

●特に注意すべき副作用とケアのチェックポイント

注意すべき副作用	起こりやすさ	発症時期と注意点
好中球減少	46%	Grade3 以上が 41%
血小板減少	37%	Grade3 以上が 28%、Grade4 が 18% と多い
末梢神経障害	50%	Grade3 以上が 9%
便秘	37%	Grade3 以上が 3%

チェックリスト	確認内容
予防内服	ST 合剤とアシクロビルは必須
薬剤管理	IMiDs は薬剤管理が重要な薬（レブメイト・TERMS など）
発熱など	肺炎など呼吸器感染の頻度が多い。ポマリドミドによる発熱もある
腫瘍崩壊症候群	初回投与時は尿量・体重などチェック
皮疹・アレルギー症状	レナリドミドほどではないが皮疹などにも注意

解説

■ 腎機能障害 あっても OK

PVd はポマリドミド、ボルテゾミブ、デキサメタゾンの 3 剤併用による治療です。

この 3 剤は**腎機能障害があっても用量調整の必要がない**治療法の 1 つで、有効性も高いです。

CHECK

● 骨髄抑制と神経障害に注意

副作用としては**骨髄抑制と神経障害**がポイントになる。

元々ボルテゾミブは神経障害が多い薬ですが、対象群のボルテゾミブ・デキサメタゾン群より10％以上有害事象が増え、Grade3以上も2倍に増えている。日本人は神経障害が強く出る印象があるので、注意が必要である。

CHECK

● 好中球減少強め　血小板減少は遷延

骨髄抑制は**好中球減少の頻度・重症度が上がり、血小板減少はGrade4が増える**。

ボルテゾミブの血小板減少は巨核球を減らさずに起こる（血小板の放出を抑えている）ので、薬が消えるとすぐに回復するが、**ポマリドミドの影響で回復が遅延**するので、少し注意が必要である。

CHECK

● 神経毒性に注意　軽症のうちに対処

医師よりも**看護師の方が気がつく副作用は神経障害**なので、患者に「痺れ」の有無や「字を書いたり、箸で食べるのが大変になった」などの**巧緻運動障害**が出ていないかなど確認してもらいたい。

巧緻運動障害が出たら、後遺症になる可能性がある。

看護のポイント

1. 骨髄腫であり、発熱・肺炎に注意。
2. ポマリドミドによる皮疹、発熱、血栓症に注意。
3. 好中球減少が強いので、これによる感染症にも注意。
4. ボルテゾミブによる神経毒性などにも注意。

7 Pd

●スケジュール

抗がん剤名	投与量	Day1	…	8	…	15	…	21	22
ポマリドミド（POM）	2～4 mg/body	→	→	→	→	→	→	→	
デキサメタゾン（DEX）	20 mg/body	↓		↓		↓		↓	

●特に注意すべき副作用とケアのチェックポイント

注意すべき副作用	起こりやすさ	発症時期と注意点
好中球減少	31%	Grade3 以上が 27%
血小板減少	18%	Grade3 以上が 5%
肺炎	11%	Grade3 以上が 9%
皮疹	11%	Grade3 以上が 2%
発熱	25%	Grade3 以上はないが、薬剤熱の可能性あり

チェックリスト	確認内容
薬剤管理	IMiDs は薬剤管理が重要な薬（レブメイト・TERMS など）
発熱など	肺炎など呼吸器感染の頻度が多い。ポマリドミドによる発熱もある
皮疹・アレルギー症状	レナリドミドほどではないが皮疹などにも注意

解説

Pd　Pom の基本レジメン

Pd はポマリドミド＋デキサメタゾンの 2 剤併用の治療です。現在、ポマリドミドと併用できる薬剤が多いため、2 剤で行くことは稀ですが、基本レジメンとして記載しました。

骨髄抑制注意　PCD など

ポマリドミドの有害事象は骨髄抑制が中心です。3 週内服、1 週休薬で Day14 ～ 21 くらいのところで骨髄抑制の底（Nadir）がきます。

Pd で治療をすることは稀ですが、PCD（シクロホスファミド）や Cla-Pd（クラリスロマイシン）などの内服 3 剤、抗体薬との併用で治療をする際もポマリドミドの骨髄抑制を基準に考えています。

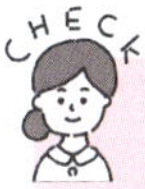

皮疹・発熱　発熱は多め

ポマリドミドやレナリドミドは**皮疹や発熱などの有害事象**が比較的多い。少なくとも皮疹はこの2つの薬剤で両方で起きる患者は見たことはない（ポマリドミドの使用頻度から考えると10%より低いと思われる）が、**皮疹や発熱**（発熱は1～2割いると思う）に注意すること。

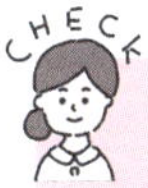

深部静脈血栓症　片足の浮腫に注意

ポマリドミドなどで**深部静脈血栓症の頻度が増える**ような話もあるが、日本人（アジア人）は血栓症のリスクは低めなので、他のリスク因子がなければ注意しておく程度で良い。**片足が腫れる**などしていないか、気にしておくようにすること。

看護のポイント

1. 骨髄腫であり、発熱・肺炎に注意。
2. ポマリドミドによる皮疹、発熱、血栓症に注意。
3. 好中球減少が強いので、これによる感染症にも注意。

8 Weekly Kd

●スケジュール

抗がん剤名	投与量	Day1	…	8	…	15	…	22
カルフィルゾミブ（CFZ）	20 mg/m^2	(↓)						
カルフィルゾミブ（CFZ）	70 mg/m^2	↓		↓		↓		↓
デキサメタゾン（DEX）	20 mg/body	↓		↓		↓		↓

●特に注意すべき副作用とケアのチェックポイント

注意すべき副作用	起こりやすさ	発症時期と注意点
血小板減少	29%	Grade3 以上が 16%
高血圧	30%	Grade3 以上が 15%
心不全（動悸、息切れ）	12%	Grade3 以上が 9%
肺炎	15%	Grade3 以上が 9%

チェックリスト	確認内容
心エコー	心機能は問題ないか
血圧	高血圧が悪化するため、血圧はまめにチェック
infusion reaction	初回、2 回目は注意。初回治療はモニターも考慮
発熱など	肺炎の頻度が多い他、感染リスクは増加する

解説

■ 心血管系副作用　10%前後と多め

カルフィルゾミブ併用レジメンの中で**最も用量が多い Weekly Kd は心血管系有害事象の高リスク**と言えます。

実際のところ 45 mg/m^2 **以上の治療と未満の治療で心血管系有害事象の頻度が 11.9% vs 6.4%（P=0.02）と有意に高い**ということはわかっています。

● 可逆性だが心不全リスク評価

ある研究では**心血管系有害事象が12%で生じ、可逆性だがEF 20%以上の低下**を認めたケースもあるとされている。著者も1例だけだが、20%以上低下した患者がいる。

このEFの急低下は**心疾患のある患者で有意に多く（23.5% vs 7%）**、心疾患の有無はカルフィルゾミブ併用レジメンでは注意が必要である。

● いつでも起こるが3～6ヶ月までが重要

心疾患のある患者でカルフィルゾミブを使用する場合は、用量を減量するか、**KRd療法のようにカルフィルゾミブの投与量が少ない治療法が良い**かもしれない。

臨床研究では長い経過の方が出やすいというものもあるが、3ヶ月までが多いとするものもある。著者としては**3～6ヶ月**がポイントと考えている。

● 血圧が上がったらARB or ACE-I

高血圧が始まった時に**ARB or ACE-Iの投与**をまず考慮し、次にカルシウム拮抗薬を考えると良い。

看護師は血圧が2回連続で上昇しているようであれば、担当医に報告し適切な降圧剤の投与を依頼すると良い。

看護のポイント

1. 骨髄腫であり、発熱・肺炎に注意。
2. カルフィルゾミブを使用するので血圧上昇や息切れ・心不全症状に注意。

9 DKd

●スケジュール

抗がん剤名	投与量	Day1	2	…	8	9	…	15	16	…	22
カルフィルゾミブ（CFZ）	20 mg/m^2	（↓）	(↓)								
カルフィルゾミブ（CFZ）	56 mg/m^2	↓	↓		↓	↓		↓	↓		
デキサメタゾン（DEX）	20 mg/body	↓	↓		↓	↓		↓	↓		↓
ダラツムマブ（DARA）	1,800 mg/body	↓			↓			↓			↓

●特に注意すべき副作用とケアのチェックポイント

注意すべき副作用	起こりやすさ	発症時期と注意点
infusion reaction	45%	Grade3 が 14%、初期が多い
血小板減少	38%	Grade3 以上が 25%、Kd より少し多くなる
高血圧	35%	Grade3 が 21%
心不全（動悸、息切れ）	10%	Grade3 以上が 4%
肺炎	24%	Grade3 以上が 17%、Kd より増える、1～2 コース目注意

チェックリスト	確認内容
心エコー	心機能は問題ないか
血圧	高血圧が悪化するため、血圧はまめにチェック
infusion reaction	初回、2 回目は注意。初回治療はモニターも考慮
発熱など	肺炎の頻度が多い他、感染リスクは増加する
不規則抗体	交差適合試験に影響するため、事前に不規則抗体が出ているか確認

解説

■ DK d　Isa-Kd と似た対応

ダラツムマブ併用レジメンの 1 つである DKd ですが、**基本的には Isa-Kd と同様の対応**で問題ありません。心不全対策、肺炎などの感染症対策などを行い、投与初期の infusion reaction と感染予防を行えば比較的スムーズに治療導入はできます。

Isa-Pd や DPd よりは骨髄抑制は少ないのですが、血小板減少は強いので注意が必要です。

CHECK

血小板減少　Day8、15 に注目

血小板減少が問題になりにくい患者は **Day8 の投与と Day15 の血小板数が変わらない** 患者である。

この患者については Dkd だけでなく、カルフィルゾミブ関連のレジメンでは問題になりにくいと思われる。

ただ、DKd で大丈夫でも、Isa-Kd では下がる患者もいるので注意が必要である。

CHECK

DKd のメリット　皮下注射

Isa-Kd と DKd でどちらの治療法を選択するかは医師の考え方にもよると思うが、**化学療法室での点滴時間（患者さんの拘束時間）を考慮する**かもしれない。

ダラツムマブの場合、皮下注射であれば 5 分以内に終わるので、**遠方の患者や長時間待機するのが難しい患者**では選択しやすいと考えている。

CHECK

心エコー　不規則抗体忘れずに

治療開始前のチェックは Isa-Kd と同じで**心エコーや不規則抗体**などの確認をする。

DKd も投与開始後は**血圧管理や呼吸器症状**、心不全を示唆する**労作時の息切れや起座呼吸**のような症状に注意をして問診をすること。

看護のポイント

1. 骨髄腫であり、発熱・肺炎に注意。
2. カルフィルゾミブを使用するので血圧上昇や息切れ・心不全症状に注意。
3. Infusion reaction に 1 ～ 2 回目は注意。
4. 不規則抗体の提出がされていることを確認。

10 ELd

●スケジュール

抗がん剤名	投与量	Day1	…	8	…	15	…	21	22
レナリドミド（LEN）	5～25 mg/body	→	→	→	→	→	→	→	
エロツズマブ（Elo）	10 mg/kg	↓		(↓)		↓			(↓)
デキサメタゾン（DEX）	20 mg/body	↓		↓		↓			↓

●特に注意すべき副作用とケアのチェックポイント

注意すべき副作用	起こりやすさ	発症時期と注意点
好中球減少	83%	Grade3 以上 が 36%
血小板減少	84%	Grade3 以上が 21%
肺炎	21%	Grade3 以上が 14%

チェックリスト	確認内容
CD3、4、8 の確認	日本人はかなりリンパ球減少が強いので確認する
予防内服	ST 合剤とアシクロビルは必須
薬剤管理	IMiDs は薬剤管理が重要な薬（レブメイト・TERMS など）

解説

Ld より効果あり　骨髄抑制低い

エロツズマブを併用したレジメン 2 つ目は ELd 療法です。

抗体医薬がいろいろ出てきたこと、DLd が高齢者の初回治療に使われるようになったこともあり、**ELd を使う機会が少なくなりました**。ただ、レナリドミド＋デキサメタゾンよりも有効性は高く、骨髄抑制は軽減するため良い治療です。

毒性が少ない　大きなメリット

ELd 療法は再発難治多発性骨髄腫の治療薬として使用されていますが、現状でのベストタイミングは**維持療法的な使用方法**だろうと考えています。

再発難治の骨髄腫の治療薬としては CR 4%、VGPR 28%、PR 46% と**他の薬剤と比較して効果が弱い**ため、**メリットが毒性の少なさ**になります。

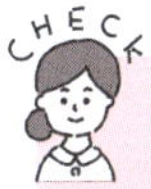

● リンパ球減少　これだけ注意

毒性が少ないと書いたが、個人差が大きいのが繰り返しになるが**リンパ球減少**である。患者によってはDLdでは好中球減少以外は気にならなかったのに、ELdにしたら**リンパ球減少でウイルス感染**などが増えて困ったということも起こり得る。

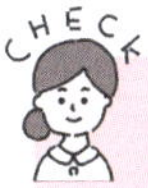

● 帯状疱疹・PCP　予防内服必須

ELd療法を使用中は骨髄抑制はそれほど強くはならないはずなので、それを確認し用量調整されると思われる。

その後、医師も意識しないと忘れがちな**リンパ球減少に関して看護師も目を光らせて**もらえればと思う。

帯状疱疹とニューモシスチス肺炎の予防は忘れずに。

看護のポイント

1. 骨髄腫であり、発熱・肺炎に注意。
2. レナリドミドによる皮疹、発熱、血栓症に注意。
3. Infusion reaction に1～2回目は注意。
4. リンパ球減少によるさまざまな感染症に注意。

11 DPd

●スケジュール

抗がん剤名	投与量	Day1	…	8	…	15	…	21	22
ポマリドミド（POM）	2～4 mg/body	→	→	→	→	→	→	→	
ダラツムマブ（DARA）	1,800 mg/body	↓		(↓)		↓			(↓)
デキサメタゾン（DEX）	20 mg/body	↓		↓		↓			↓

●特に注意すべき副作用とケアのチェックポイント

注意すべき副作用	起こりやすさ	発症時期と注意点
infusion reaction	頻度不明	初回治療と 2 回目の投与に注意、重篤なものなし
血小板減少	32.2%	Grade3 以上が 12.5% だが好中球減少が目立つ治療法
好中球減少	66.1%	Grade3 以上が 62.5% で 10% に FN あり
肺炎	15.2%	骨髄腫が肺炎などのリスク因子
かぜ・気管支炎	14.8%	呼吸器感染は全体的に増える

チェックリスト	確認内容
不規則抗体	交差適合試験に影響するため、事前に不規則抗体が出ているか確認
infusion reaction	初回、2 回目は注意。初回治療はモニターも考慮
発熱など	肺炎など呼吸器感染の頻度が多い。ポマリドミドによる発熱もある
腫瘍崩壊症候群	初回投与時は尿量・体重などチェック
皮疹・アレルギー症状	レナリドミドほどではないが皮疹などにも注意
薬剤管理	IMiDs は薬剤管理が重要な薬（レブメイト・TERMS など）

解説

Isa-Pd との違い　投与スケジュール

ダラツムマブとポマリドミド、デキサメタゾンの併用療法である DPd 療法は再発難治の患者の治療の 1 つです。

Isa-Pd との違いは投与スケジュールだと思いますが、DPd は最初の 2 コースは毎週ダラツズマブを投与、3～6 コースは 2 週ごと、7 コース目以降は 4 週 1 回になるというダラツムマブベースの治療法に準じた投与スケジュールになっています。

■ **DLd や DVMP で有害事象での変更はあり**

DPd も ORR 77.7%（CR 24%含む）であり良い治療法ですが、DLd が初回治療になっていることが多い高齢者の治療では、タイミングは難しいというところです。

レナリドミドの投与歴があっても効果はある薬ですし、**レナリドミド耐性になってもある程度有効**であることはわかっています。

なお、この 3 剤も**腎機能に大きな影響を受けない**組み合わせです。

CHECK

● **好中球減少　肺炎などに注意**

多発性骨髄腫の治療のため、肺炎などの呼吸器感染は頻度が高い。

呼吸器症状には注意することが必要である。また、ポマリドミドによる骨髄抑制（特に好中球減少）が問題になるため、ダラツムマブの投与回数が多い**最初の 2 コースでは好中球の動きに特に注意**すること。

CHECK

● **薬剤管理　皮疹・DVT など**

他、ポマリドミドに関連した薬剤管理、皮疹などの出現（ポマリドミドはあまり問題になっていない印象）、初回投与時の infusion reaction などには注意をする必要がある。

看護のポイント

1. 骨髄腫であり、発熱・肺炎に注意。
2. ポマリドミドによる皮疹、発熱に注意。
3. Infusion reaction に 1 ～ 2 回目は注意。
4. 不規則抗体の提出がされていることを確認。

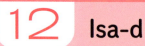

12 Isa-d

●スケジュール

抗がん剤名	投与量	Day1	2	…	8	9	…	15	16	…	22
デキサメタゾン（DEX）	20 mg/body	↓			↓			↓			↓
イサツキシマブ（ISA）	20 mg/kg	↓			(↓)			↓			(↓)

●特に注意すべき副作用とケアのチェックポイント

注意すべき副作用	起こりやすさ	発症時期と注意点
infusion reaction	40%	Grade3 以上が 3.6%、初回治療と 2 回目の投与に注意
血小板減少	59.3%	Grade3 以上が 14.8%
リンパ球減少	87%	Grade3 以上が 48.1%
好中球減少	37%	grade3 以上が 13%
肺炎	11%	骨髄腫自体が肺炎に弱いため、初期は頻度が多くなる

チェックリスト	確認内容
不規則抗体	交差適合試験に影響するため、事前に不規則抗体が出ているか確認
infusion reaction	初回、2 回目は注意。初回治療はモニターも考慮
発熱など	肺炎の頻度が多い他、感染リスクは増加する
不眠症の有無	不眠は DEX 併用群では 4 人に 1 人程度の頻度

解説

有害事象が少ないつなぎの治療

Isa-d/Isa 単剤は高齢者や合併症の多い患者の再発難治骨髄腫に対して使用可能な、比較的**有害事象の少ない治療法**です。

他の治療が困難な患者であっても**6 割くらいの患者で有効で、半年〜1 年程度継続**できます。

副作用が少ないため、次の治療がやりやすくなり**つなぎ**としての位置付けになることもあります。

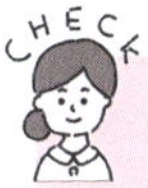

Infusion reactionに注意

イサツキシマブはダラツムマブ同様に**CD38を標的とした抗体医薬**のため、治療開始前に赤血球の不規則抗体の確認をする必要があることは他の治療法と同様である。

また、**infusion reaction**は腫瘍量が多い場合は**約半数**に生じることも同様である。

初回投与、およびinfusion reactionが初回投与で起きた場合は2回目まではinfusion reactionが起きるものとして対応するべきである。

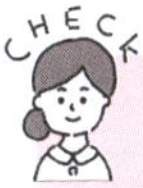

肺炎に注意　Isa-dは不眠症も

Isa単剤とIsa-Dexはデキサメタゾンを追加した分、効果も出るが、有害事象も増える。

好中球数がデキサメタゾン投与で見かけ上は高めに出ている可能性があるが、**Isa-dの方が好中球減少は少ない**。ただ、**肺炎**の頻度は両群ともに**10%前後**ある。

また、明らかに増えるものは「**不眠症**」でIsa単剤では1.8%に対して、**Isa-d群では25.5%**になる。

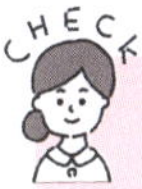

フレイルな高齢者　比較的安全

基本的に**発熱とinfusion reaction**（初期）に注意していけば、比較的管理しやすい治療法である。

フレイルな高齢者の最後の治療になるのか、つなぎの治療（少し体力などが回復すれば）になる位置づけだと思われる。

看護のポイント

1. 骨髄腫であり、発熱・肺炎に注意。
2. フレイルな患者を対象にしており、高血糖や不眠も気にしておく。
3. Infusion reactionに1～2回目は注意。
4. 不規則抗体の提出がされていることを確認。

1 アザシチジン

●スケジュール

抗がん剤名	投与量	Day1	2	3	4	5	6	7	…	28
アザシチジン（AZA）	75 mg/m^2	↓	↓	↓	↓	↓	(↓)	(↓)		

●特に注意すべき副作用とケアのチェックポイント

注意すべき副作用	起こりやすさ	発症時期と注意点
好中球減少	90%	Day14 付近が Nadir、治療開始前の血球数による
貧血	90%	治療開始前の血球数によるが、適宜輸血で対応
血小板減少	90%	day14 付近が Nadir、治療開始前の血球数による
便秘	70%	便秘が高頻度で起こるため、適宜下剤を使用する
悪心・嘔吐	30 ～ 50%	通常は 5-HT3 阻害薬で対応可能
心不全	1%	稀だが起こる副作用、心機能の悪い患者で注意

チェックリスト	確認内容
骨髄抑制	前治療開始前と比較して血球数はどうか
腎機能	腎機能の悪化を認める症例もあるがその患者では用量調整が必要
便秘	便秘の訴えがある患者に下剤は処方されているか

解説

■ 高齢者 MDS　標準治療　アザシチジン

アザシチジンは高リスク MDS や高齢者 AML の患者で使用される治療法です。特に同種造血幹細胞移植ができない**高齢者 MDS** の標準治療です。

骨髄抑制の他は**軽度の便秘**、嘔気が副作用としてありますが、高齢者でも行いやすい治療法です。

■ アザシチジン　5 日　7 日

△

アザシチジンは 7 日投与、21 日休薬を基本としていますが、5 日と 7 日の治療成績が大きく変わらないというデータもあるため、**5 日投与の病院も多い**です。当院も 5 日投与、23 日休薬で治療をしています。

42 日まで計画的な延期可

初回や 2 回目の治療までは**血球の回復が遅延**することも多いです。

最大で 42 日まで投与の延長は可能で、血球の回復が乏しい場合はアザシチジンを減量して投与します。

効果が出てくれば until PD まで継続します。

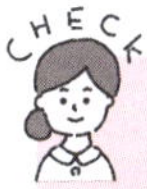

● 感染対策　輸血対応

骨髄抑制の状況を評価し、それに合わせた**感染対応、輸血**を行えば比較的安全に治療できる。

重炭酸塩の基準もあるが、通常は測定しなくても安全に投与できるので、**腎機能の悪化した患者では重炭酸塩も含めた評価**を行う。

看護のポイント

1. 骨髄異形成症候群による汎血球減少があり、感染症や出血に注意。
2. 副作用は便秘を中心に気をつけておく。

2 ATG+CsA ± TPO-RA

●スケジュール

抗がん剤名	投与量	Day1	2	3	4	5	6	…	8	…	10	…	12	…	14	15	16	…	18	…	20
抗胸腺細胞グロブリン（ATG）	2.5～3.75 mg/kg	↓	↓	↓	↓	↓															
シクロスポリン（CYA）	4～5 mg/kg	→	→	→	→	→	→	→	→	→	→	→	→	→	→	→	→	→	→	→	→
メチルプレドニゾロン（mPSL）	2 mg/kg	↓	↓	↓	↓	↓															
メチルプレドニゾロン（mPSL）	1 mg/kg						↓														
プレドニゾロン（PSL）	0.5 mg/kg								↓		↓		↓		↓		↓		↓		↓
エルトロンボパグ（EPAG）	25～100 mg/body																				

●特に注意すべき副作用とケアのチェックポイント

注意すべき副作用	起こりやすさ	発症時期と注意点
好中球減少	100%	ATG 投与中は特に注意、回復するまで
リンパ球減少	100%	CD4 リンパ球は半年後も 100/μL 未満が多い
貧血	100%	回復するまで注意
血小板減少	100%	ATG を投与中は血小板輸血を連日入れても良い
皮疹・血清病	2%	ステロイドは血清病予防。2% で Grade3 以上
EBV 再活性化	頻度不明	活性化はほぼ全例で生じるが、EBV-LPD は一部

チェックリスト	確認内容
アシクロビルなど	抗真菌薬・アシクロビル・抗菌薬などの処方があるか
染色体異常・7 番染色体	EPAG 開始前に染色体異常を確認、特に若年者で注意
PNH 血球	PNH 血球陽性の若年者は EPAG は推奨されていない
血球減少への対応	ATG 開始時に全ての血球が低下するため、その対応準備
発熱や皮疹	血清病の可能性と EBV 再活性化などの可能性を考慮
EBV、CMV の定期的な検査	EBV、CMV を定期的にフォローアップしているか

解説

■ AAの標準治療　ATG + CsA ± TPO-RA

ATGを含んだ免疫抑制療法はTPO受容体作動薬（TPO-RA)(EPAGなど）との併用で再生不良性貧血の標準治療です。

ATGは抗胸腺細胞グロブリンのため、T細胞に対する抗体だけでなく、**好中球や血小板に対する抗体も一部含まれる**ため、全ての血球が一過性に低下します。

そのため、**ATG投与中は血小板などが下がるので**、輸血の準備をします。

CHECK

● TPO-RA開始前に染色体検査を確認

再生不良性貧血に見えても低形成MDSということがあり、**TPO-RAを開始して白血病などに進む患者**がいる。7番染色体異常のある患者で頻度が高く、その確認は必要である。**Day15は染色体検査が出た後のことが多い**ので、染色体検査の結果を確認してからTPO-RAを開始する。

CHECK

● CD4リンパ球激減　EBV、CMVを確認

ウサギATGは免疫抑制効果が遷延し、**6ヶ月後でもCD4リンパ球が中央値で50前後**とする報告もある。様々な感染のリスクがあり、帯状疱疹やニューモシスチス肺炎の予防はもちろんとして、**EBVやCMVなどの検査も週1回は実施する**べきである。

CHECK

● 血清病　発熱・関節痛・皮疹

ステロイドの投与を再生不良性貧血の治療と勘違いしている看護師もいるが、基本的には**「血清病」の予防**である。ウサギやウマのタンパク質が入るため、**アレルギー反応**が起きる。重篤な場合はアナフィラキシーを起こす患者もいるため、注意はしておくこと。血清病は通常は**発熱や関節痛、皮疹**などで起こることが多い。

看護のポイント

1. 再生不良性貧血のため、感染症や出血に注意。
2. ATGによる血清病の症状（発熱や関節痛など）に注意。
3. ATGによるアナフィラキシーにも注意（対応できるようにしておく)。

3 PSL 単剤

●スケジュール

抗がん剤名	投与量	Day1	…	21-28	…	35-42	…
プレドニゾロン（PSL）	1 mg/kg	→	→				
プレドニゾロン（PSL）	0.5 mg/kg			→	→		
プレドニゾロン（PSL）	0.3 〜 0.4 mg/kg					→	→

●特に注意すべき副作用とケアのチェックポイント

注意すべき副作用	起こりやすさ	発症時期と注意点
感染症	頻度不明	PSL の用量によっては発熱・炎症反応がマスクされる
胃潰瘍	頻度不明	アスピリンは予防をしないと 9% 程度
骨粗鬆症、骨折	頻度不明	PSL 5mg 以上の内服で骨粗鬆症予防は必須
糖尿病	頻度不明	血糖値は上昇するので、糖尿病の患者では特に注意
白内障・緑内障	頻度不明	高用量の PSL 内服中に目の奥の痛みや頭痛を訴える患者もいる
ムーンフェイス	頻度不明	用量が減ると改善する

チェックリスト	確認内容
予防内服	胃潰瘍・骨粗鬆症の予防は必須
ST 合剤など	PSL 20 mg 以上が 3 ヶ月続くなら予防を考慮
白内障・緑内障の既往	悪化する可能性があるので注意
糖尿病	通常は標準よりも PSL を少なめで対応できるか検討する
発熱・炎症反応	内服前の発熱、炎症反応の動きに注意（上がりにくいので）

解説

■ ステロイド→抗体産生を抑える目的

プレドニゾロン（PSL）は特発性血小板減少性紫斑病（ITP）や自己免疫性溶血性貧血（AIHA）などの抗体産生による自己免疫疾患に対する標準治療薬になります。

注意するべき副作用は生命に関わる感染症ですが、胃潰瘍や骨粗鬆症・糖尿病・白内障・緑内障などさまざまな副作用があります。

それを念頭に置いて患者の訴えを聞く必要があります。

CHECK

● ステロイド　解熱・抗炎症作用　発熱などがわかりにくい

PSL は**用量依存性に解熱作用・炎症を抑える作用**がある。

そのため、高用量のステロイドを使用していると熱がわかりにくくなり、炎症も抑え込まれるため**感染症などを見逃しやすい＋重症化**する。

感染症を引っ掛けるチャンスは朝の発熱。内服前の発熱には注意が必要である。

CHECK

● 胃潰瘍・骨粗鬆症は予防可能

感染症以外に予防できる副作用は**「胃潰瘍」「骨粗鬆症」**で、**「糖尿病」**もコントロール可能である。

白内障や緑内障は症状に気をつけながら経過を見る。

CHECK

● PSL 20 mg 以上が持続　感染リスク大

PSL 20 mg を超えて内服が続くと感染症の頻度がかなり増える。

古い研究だと **PSL 20 mg 以上ではワクチン接種の効果はほとんどない**というものもある。

PSL は下げられるだけ下げるので、下げきれない場合は他の薬（リツキシマブなど）を検討する必要がある。リツキシマブの使用については各疾患ごとに確認すること。

看護のポイント

1. ステロイドによる胃潰瘍などの予防が行われているか確認。
2. 発熱がわかりにくくなるので、投与前の体温などは気にしておく。
3. 高血糖・うつなどにも注意。

4 PE+ カプラシズマブ

●スケジュール

抗がん剤名	投与量	Day1	2	3	4	5	6	7	8	9	…	X (PE 最終日)	X+30
血漿交換		↓	↓	↓	↓	↓		↓					
カプラシズマブ (Capla)	10 mg	↓↓	↓	↓	↓	↓	↓	↓	↓	↓	↓	↓	↓
メチルプレドニゾロン（mPSL）	1,000 mg	↓	↓	↓									
メチルプレドニゾロン（mPSL）	250 mg				↓↓	↓↓	↓	↓					
メチルプレドニゾロン（mPSL）	125 mg								↓	↓			
プレドニゾロン (PSL)	0.5 mg/kg										↓	↓	

●特に注意すべき副作用とケアのチェックポイント

注意すべき副作用	起こりやすさ	発症時期と注意点
出血	30%	初期、鼻出血や歯肉出血
多臓器不全		初期に多臓器不全になっていることも多い
脳梗塞		治療開始後の再燃にも注意
心筋梗塞		治療開始後の再燃にも注意

チェックリスト	確認内容
特になし	

解説

TTP　90%が死亡

血栓性血小板減少性紫斑病（TTP）は無治療では**90%が2週間以内に死亡**する疾患で、緊急性が高いです。

TTPの病態は**ADAMTS13**というvon Willbrand因子を活性化させないようにしている物質に対する**抗体**ができることにより**全身で血栓が生じます**。そして**多臓器不全**で死に至ります。

そのため、血漿交換（PE）で抗体を除去しつつ、ADAMTS13 を補充し、ステロイドで自己抗体を抑えるのが今までの治療の基本でした。

■ PE + PSL →急速再燃患者

PE +ステロイドで問題になっていたのが、再発・再燃です。再燃後にリツキシマブを使用することで長期寛解に持っていくことが可能ですが、治療開始後 1 ヶ月以内に血漿交換終了後に急速にぶり返し、脳梗塞や心筋梗塞で亡くなる患者が出ました。この患者の救命が重要なファクターでした。

なお、PE は今まで週 3 回だったものが、血小板が正常化して 2 回まで OK になりました。

■ カプラシズマブ＝血栓予防

カプラシズマブは抗 von Willbrand 因子抗体で、ADAMTS13 が著減しても、von Willbrand 因子を抑えていれば、全身で血栓が生じることを抑えるのが可能でした。この薬を投与することで、臨床試験では「早期再発で心筋梗塞や脳梗塞で死亡した患者が 0 人と、対象群より有意に低下」しました。そのため標準治療に組み入れられました。

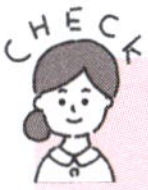

● **ステロイドの投与方法**

ステロイドの投与方法は様々なやり方があるが、mPSL パルス療法から開始し、高用量ステロイドで 10 日間ほど継続し、PSL 0.5 mg/kg に切り替えるやり方と、1 mg/kg を 2 週間実施した後に漸減するやり方がある。

いずれの方法でも再燃傾向があればリツキシマブを検討する。

看護のポイント

1. TTP という基礎疾患が致死的疾患であり、腎機能や各種血栓症の症状に注意しておく。
2. 血漿交換終了後の血栓症症状には注意。
3. リツキシマブ投与じは infusion reaction を気にしておく。
4. カプラシズマブで出血が増えるため、投与中は出血症状にも注意。
5. 血小板輸血は禁忌（基本的に）。

索引 index

日本語索引

あ行

か行

さ行

た行

な行

は行

ま行

や行

ら行

外国語・数字索引

略語一覧

略語	フルスペル	日本語
5-HT3	5-hydroxytryptamine 3	セロトニン
AA	aplastic anemia	再生不良性貧血
ABI	ankle brachial index	足関節上腕血圧比
ADAMTS13	a disintegrin-like and metalloproteinase with thrombospondin type 1 motifs 13	von Willebrand 因子の特異的切断酵素
ADL	activities of daily living	日常制作動作
AIHA	autoimmune hemolytic anemia	自己免疫性溶血性貧血
ALK	anaplastic lymphoma kinase	未分化リンパ腫キナーゼ
ALL	acute lymphoblastic leukemia	急性リンパ性白血病
ALT	alanine aminotransferase	アラニンアミノトランスフェラーゼ
AML	acute myeloid leukemia	急性骨髄性白血病
APL	acute promyelocytic leukemia	急性前骨髄球性白血病
APTT	activated partial thromboplastin time	活性化部分トロンボプラスチン時間
ARB	angiotensin receptor blocker	アンジオテンシン IIAT1 受容体拮抗薬
ATG	antithymocyte globulin	抗胸腺細胞グロブリン
ATLL	adult T-cell leukemia-lymphoma	成人 T 細胞白血病リンパ腫
ATO	arsenic trioxide	亜ヒ酸
ATRA	all trans retinoic acid	全トランス型レチノイン酸
BiTE 抗体	bispecific T-cell engager	二重特異性抗体
BNP	brain natriuretic peptide	脳性ナトリウム利尿ペプチド
BTK	Bruton's tyrosine kinase	ブルトン型チロシンキナーゼ
CAR-T	chimeric antigen receptor-T cell	キメラ抗原受容体 T 細胞
CBF	core-biding factor	
CD4	cluster of differentiation 4	
CDDP	cisplatin	シスプラチン
CINV	chemotherapy induced nausea and vomiting	抗がん剤による吐き気
CIRS-G	Cumulative Illness Rating Scale for Geriatrics	
CLL	chronic lymphocytic leukemia	慢性リンパ性白血病
CML	chronic myeloid leukemia	慢性骨髄性白血病
CMV	cytomegalovirus	サイトメガロウイルス
COPD	chronic obstructive pulmonary disease	慢性閉塞性肺疾患
CR	complete response	完全奏効［完全寛解］
Cr	creatinine	クレアチニン
CRS	cytokine release syndrome	サイトカイン放出症候群
CV	central vein	中心静脈
CY	cycloserine	シクロセリン
DDS	drug delivery system	ドラッグデリバリーシステム
DEX	Dexamethasone	デキサメタゾン
DIC	disseminated intravascular coagulation	播種性血管内凝固
DKd	diabetic kidney disease	糖尿病関連腎臓病
DLBCL	diffuse large B-cell lymphoma	びまん性大細胞型 B 細胞リンパ腫
DOAC	direct oral anticoagulant	直接作用型経口抗凝固薬
DXR	doxorubicin hydrochloride	ドキソルビシン
EBV	Epstein-Barr virus	エプスタインバールウイルス
EF	ejection fraction	駆出率
EPAG	eltrombopag	エルトロンボパグ
FFP	fresh frozen plasma	新鮮凍結血漿

FLT3	FMS-like receptor tyrosine kinase 3	幼若造血細胞表面に発現する受容体型チロシンキナーゼの一種
FN	febrile neutropenia	発熱性好中球減少症
G-CSF	granulocyte-colony stimulating factor	顆粒球コロニー刺激因子
GIST	gastrointestinal stromal tumor	消化管間質腫瘍
GVHD	graft versus host disease	移植片対宿主病
Hb	hemoglobin	ヘモグロビン
HBc 抗原	hepatitis B core antigen	
HBs 抗原	hepatitis B surface antigen	
HBV	hepatitis B virus	B 型肝炎ウイルス
HDAC	high-dose AraC	大量シタラビン
HU	hydroxyurea	ヒドロキシウレア
IADL	instrumental activities of daily living	手段的日常生活動作
ICANS	immune effector cell-associated neurotoxicity syndrome	免疫エフェクター細胞関連神経毒性症候群
IL-1	interleukin-1	インターロイキン-1
IL-6	interleukin-6	インターロイキン-6
irAE	immune-related adverse events	免疫関連有害事象
ITP	idiopathic thrombocytopenic purpura	特発性血小板減少性紫斑病
JAK	janus kinase	ヤヌスキナーゼ
JALSG	Japan Adult Leukemia Study Group	日本成人白血病研究グループ
JCOG	Japan Clinical Oncology Group	日本臨床腫瘍研究グループ
KL-6	krebs von den lungen-6	シアル化糖鎖抗原
LDH	lactate dehydrogenase	乳酸脱水素酵素
LTFU	long term follow-up	長期フォローアップ
MASCC	The Multinational Association of Supportive Care in Cancer	国際がんサポーティブケア学会
MDS	myelodysplastic syndromes	骨髄異形成症候群
MMAE	monomethyl auristatin E	モノメチルアウリスタチン E
MMR	major molecular response	遺伝学的大寛解
MPN	myeloproliferative neoplasms	骨髄増殖性腫瘍
MRD	minimal residual disease	微小残存病変
MTX	methotrexate	メトトレキサート
NK1	neurokinin 1	ニューロキニン 1
NT-proBNP	N-Terminal pro brain natriuretic peptide	脳性ナトリウム利尿ペプチド前駆体 N 端フラグメント
ORR	overall response rate	全奏効率
OS	overall survival	全生存期間
PAOD	peripheral arterial occlusive disease	末梢動脈閉塞症
PBSCH	peripheral blood stem cell har- vest	末梢血幹細胞採取
PCNSL	primary central nervous system lymphoma	中枢原発悪性リンパ腫
PCP	pneumocystis pneumounia	ニューモシスチス肺炎
PCR	polymerase chain reaction	ポリメラーゼ連鎖反応
PE	plasma exchange	血漿交換
PFS	progression-free survival	無増悪生存期間
PLT	platelet	血小板数
PS	Performance Status	パフォーマンスステータス
PSL	prednisolone	プレドニゾロン
PT	prothrombin time	プロトロンビン時間
PTCL	peripheral T-cell lymphoma	末梢性 T 細胞リンパ腫
QOL	quality of life	人生の質

QTc	QT correction	補正 QT 時間
rTM	recombinant thrombomodulin	リコンビナント　トロンボモジュリン
SOS	sinusoidal obstruction syndrome	類洞閉塞症候群
ST 合剤	sulfamethoxazole-trimethoprim 合剤	スルファメトキサゾール・トリメトプリム合剤
TdT	Torsade de Pointes	多形性心室頻拍
THP	pirarubicin	ピラルビシン
TKI	tyrosin kinase inhibitor	チロシンキナーゼ阻害薬
TLS	tumor lysis syndrome	腫瘍崩壊症候群
topo- II 阻害薬	topoisomerase II inhibitors	トポイソメラーゼ II 阻害薬
TPO-RA	thrombopoietin receptor agonists	トロンボポエチン受容体作動薬
TTP	thrombotic thrombocytopenic purpura	血栓性血小板減少性紫斑病
VGPR	very good partial response	部分奏効
VOD	veno-occlusive disease	肝中心静脈閉塞症
VTE	venous thromboembolism	静脈血栓塞栓症
WM	waldenstrom macroglobulinemia	原発性マクログロブリン血症

抗がん剤一覧

No.	抗がん剤名	一般的な略称
1	イダルビシン	IDA
2	シタラビン	AraC
3	ミトキサントロン	MIT
4	エトポシド	ETP
5	ビンクリスチン	VCR
6	ビンブラスチン	VLB
7	ダウノルビシン	DNR
8	キザルチニブ	QUIZ
9	アクラシノン	ACR
10	フィルグラスチム	G-CSF
11	ベネクレクスタ	VEN
12	アザシチジン	AZA
13	ギルテリチニブ	GIL
14	トレチノイン	ATRA
15	三酸化二ヒ酸：亜ヒ酸	ATO
16	シクロホスファミド	CPA
17	L-アスパラギナーゼ	L-ASP
18	プレドニゾロン	PSL
19	デキサメタゾン	DEX
20	髄注（メトトレキサート+デキサメタゾン）	IT（MTX + DEX）
21	メトトレキサート	MTX
22	メルカプトプリン	6MP
23	ドキソルビシン	DXR
24	イノツズマブ　オゾガマイシン	InO
25	ブリナツモマブ	BLIN
26	ダサチニブ	DSTN
27	ポナチニブ	PON
28	イマチニブ	IMA
29	ニロチニブ	NILO
30	ボスチニブ	BOS
31	アシミニブ	ASC

32	リツキシマブ	RIT
33	フルダラビン	Flu
34	イブルチニブ	IBR
35	アカラブルチニブ	ACA
36	オビヌツズマブ	GA101
37	ベネトクラクス	VEN
38	ハイドロキシウレア	HU
39	ルキソリチニブ	RUX
40	ロペグインターフェロンα-2b	PEG-IFN α-2a
41	アナグレリド	ANA
42	ベンダムスチン	Benda
43	レナリドミド	LEN
44	タゼメトスタット	TAZ
45	チラブルチニブ	TIRA
46	ポラツズマブ　ベドチン	Pola
47	シスプラチン	CDDP
48	メチルプレドニゾロン	mPSL
49	ゲムシタビン	GEM
50	エプコリタマブ	Epco
51	プロカルバジン	PCZ
52	ブレオマイシン	ABVD
53	ラニムスチン	MCNU
54	カルボプラチン	CBDCA
55	モガムリズマブ	MOG
56	ツシジノスタット	Tuci
57	バレメトスタット	Vale
58	ロミデプシン	RMD
59	プララトレキサート	PTX
60	フォロデシン	FDS
61	ダリナパルシン	DPS
62	デニロイキン　ジフチトクス	DD
63	ブレンツキシマブ　ベドチン	BV
64	ボルテゾミブ	BOR
65	ダラツムマブ	DARA
66	メルファラン	L-PAM
67	カルフィルゾミブ	CFZ
68	イサツキシマブ	ISA
69	ポマリドミド	POM
70	エロツズマブ	Elo
71	抗胸腺細胞グロブリン	ATG
72	シクロスポリン	CYA
73	メチルプレドニゾロン	mPSL
74	エルトロンボパグ	EPAG
75	カプラシズマブ	Capla

著者略歴

渡邉純一（わたなべ　じゅんいち）

2004 年 3 月　防衛医科大学校医学科卒業
　防衛医科大学校病院初期臨床研修医
2006 年 6 月　陸上自衛隊北部方面衛生隊
2008 年 8 月　防衛医科大学校病院専門研修医
2011 年 8 月　陸上自衛隊中央即応集団付
2012 年 10 月　防衛医科大学校医学研究科
2016 年 10 月　陸上自衛隊第 5 旅団医務官
2018 年 4 月　埼玉医科大学総合医療センター　血液内科　助教
2020 年 8 月　TMG あさか医療センター　血液内科
2021 年 8 月　TMG あさか医療センター　血液内科　部長

資格

医師・医学博士
日本内科学会　内科認定医、総合内科専門医・指導医
JMECC インストラクター
日本血液学会　血液内科専門医、指導医
日本造血細胞治療学会認定医
日本輸血細胞治療学会認定医
Infection Control Doctor

所属学会

日本内科学会、日本血液学会、日本造血細胞治療学会、日本輸血細胞治療学会、日本感染症学会

著書

単著：血液内科ただいま診断中！（中外医学社)、イラストで理解するみんなの血液内科学（中外医学社)、内科救急ただいま診断中！mini（中外医学社)、血液内科ただいま回診中！（中外医学社)、血液内科ナースのはじめかた（金芳堂)、生存曲線で考える血液内科外来診療、検査値と CQ でわかる非専門医のための血液疾患ワークブック（中外医学社）
共著：EBM 血液疾患の治療 2019-2020（中外医学社)、救急外来　オススメ処方・ダメ処方、など

血液内科ナースのはじめかた
抗がん剤・レジメン解説編

2024年10月11日　第1版第1刷 ©

著 ………………… 渡邉純一　WATANABE, Junichi
発行者 ………… 宇山閑文
発行所 ………… 株式会社金芳堂
〒606-8425 京都市左京区鹿ケ谷西寺ノ前町34 番地
振替　01030-1-15605
電話　075-751-1111（代）
https://www.kinpodo-pub.co.jp/
組版・装丁…… naji design
印刷・製本…… モリモト印刷株式会社

落丁・乱丁本は直接小社へお送りください．お取替え致します．

Printed in Japan
ISBN978-4-7653-2011-5